W0040711

VIKTORIA **UND** HEINER LAUTERBACH

MIT ANNA CAVELIUS

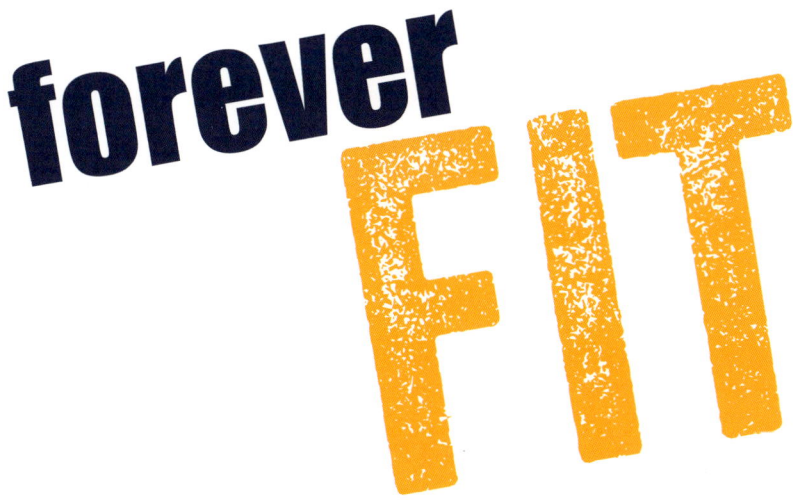

Das clevere Training ohne Geräte

Workouts, die wirken • Smoothies, die pushen • Fitness, die bleibt

INHALTSVERZEICHNIS

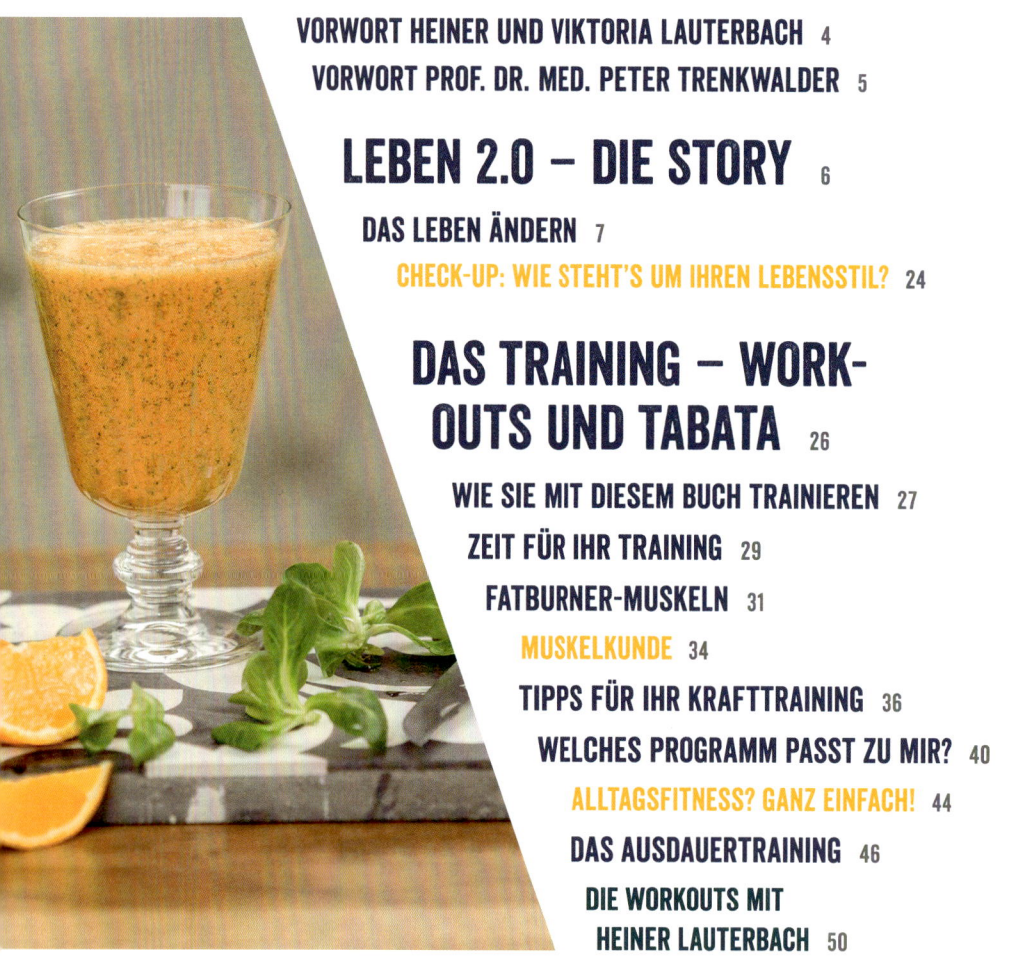

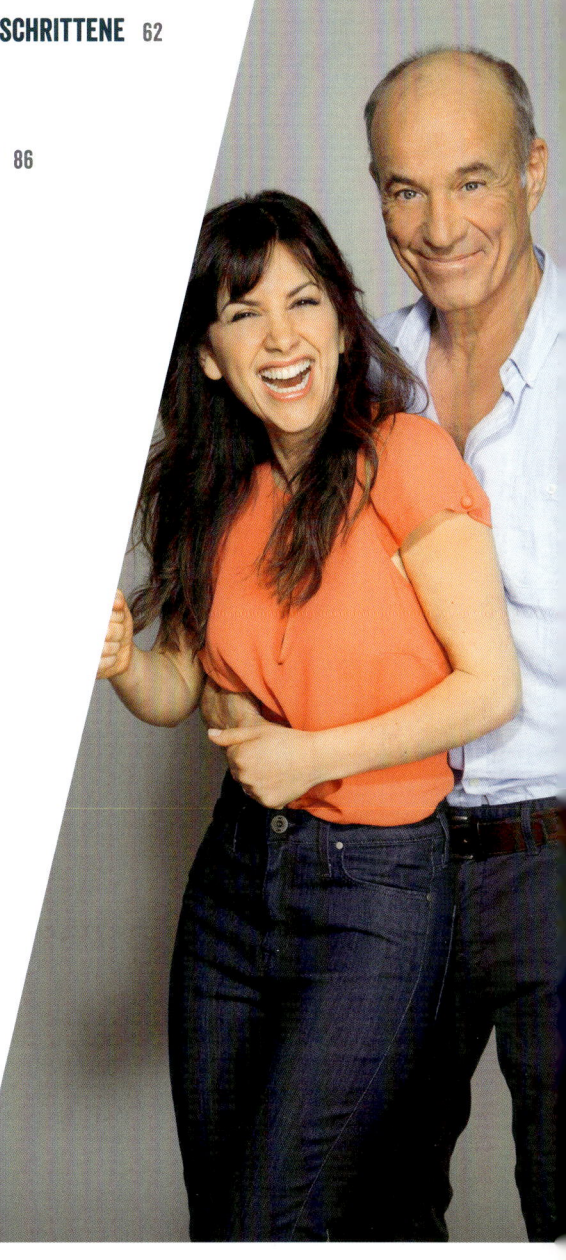

LIEBE LESERIN, LIEBER LESER,

das Leben von einem Tag auf den anderen auf den Kopf zu stellen, sich neu zu erfinden im besten Sinne, ist etwas, was sich viele vornehmen, und doch klappt es selten: mit dem Rauchen aufhören, gesünder essen, sich mehr bewegen, weniger Alkohol konsumieren, besser auf die Balance zwischen Beruf und Freizeit achten… Die Ziele scheinen viel zu hoch gesteckt, unerreichbar …

Auch ich habe eines Tages den Vorsatz gefasst, anders zu leben als vorher und zwar radikal anders – und trotz des hochgesteckten Ziels: Es hat funktioniert. Es gab zwar Rückfälle in alte Gewohnheiten, aber ich blieb dran und Schritt für Schritt habe ich mein Ziel verwirklicht. Ich habe ohne Groll und Reue Abschied genommen von meinen wilden Zeiten und mich auf den Weg ins Glück begeben. Das Glück der vermeintlich »kleinen Dinge«, der Familie, der Natur, ganz bodenständig eben. Trotzdem bin ich auch heute derselbe, der ich immer war – nur ein großes Stück zufriedener und erfüllter, körperlich und geistig fitter und – wie mein Arzt sagt – gesünder, als ich es jemals vorher war.

Das Ruder herumzureißen oder die Weichen neu zu stellen, war gar nicht so schwer, wie man vielleicht vermuten mag. Irgendwann war der Entschluss da und eines Tages auch ein Mensch, der mich darin mit allen Kräften bestärkte: meine Frau Viktoria.

Natürlich sind weder meine Frau noch ich Experten in Sachen lebensverändernde Maßnahmen, geschweige denn Fitness-Coaches oder Ernährungsberater. Wir haben uns aber gründlich mit den Themen Sport und Ernährung auseinandergesetzt und diese Säulen in unseren Alltag integriert. Anfangs geschah dies mithilfe von Fachleuten wie Ärzten, Ernährungsberatern und Trainern, später überließen wir es mehr und mehr unserer Intuition, allerdings nicht ohne es hin und wieder justieren zu lassen. Daraus haben wir dann im Lauf der Jahre unser persönliches Rundum-Wohlfühl-Paket geschnürt. Deshalb ist dieses Buch ein Selbsterfahrungskompendium, mit dem vielleicht auch Sie Ihr Leben auf eine andere Schiene bringen, wenn Sie dazu Lust haben. Möglich ist es – das weiß ich aus eigener Erfahrung… Viel Erfolg und Freude mit diesem Buch wünschen Ihnen

EIN WORT ZUVOR

Zugegeben, man kann sich Heiner Lauterbach in unzähligen seiner erfolgreichen Rollen besser vorstellen denn als Fitness-Apostel. Aber Vorsicht: Was dieser Mann und seine Frau Viktoria mit ihrem gemeinsamen Buch anpacken, das machen sie mit vollem Engagement und mit Herzblut.

Heiner Lauterbach gibt im Gespräch offen zu, dass er in seinem Leben lange alles andere als gesundheitsbewusst gelebt hat – wie das nicht wenige erfolgreiche Künstler mit ihren Licht- und Schattenseiten tun. Trotzdem hat er einen radikalen Neuanfang gewagt. Auf dem Weg zu seinem fitten neuen Leben hat er die Freude am Sport (wieder)entdeckt, an bewusster Ernährung und sich mit den daraus neu gewonnenen Energien auch persönlich weiterentwickelt. In seiner Frau Viktoria hat er dabei die perfekte Begleiterin. Sie ist als Coach ein echtes Multitalent: Managerin, Sparringspartnerin und Motivatorin mit profundem Ernährungswissen.

Châpeau für die beiden: Heiner Lauterbach ist gelungen, seinem Leben auf allen Ebenen eine neue, hervorragende Qualität zu geben. Das ist gelebtes Anti-Aging und aktive Gesundheitsprävention – und zwar Tag für Tag. Seine Laborwerte verdienen eine Eins plus mit Stern!

Lassen Sie sich, lieber Leser und liebe Leserin, mitnehmen von den Lauterbachs. Fangen Sie an, am besten gleich jetzt. Die beiden haben dazu das perfekte Paket geschnürt!

Prof. Dr. med. Peter Trenkwalder
Chefarzt der Medizinischen Klinik am Klinikum Starnberg

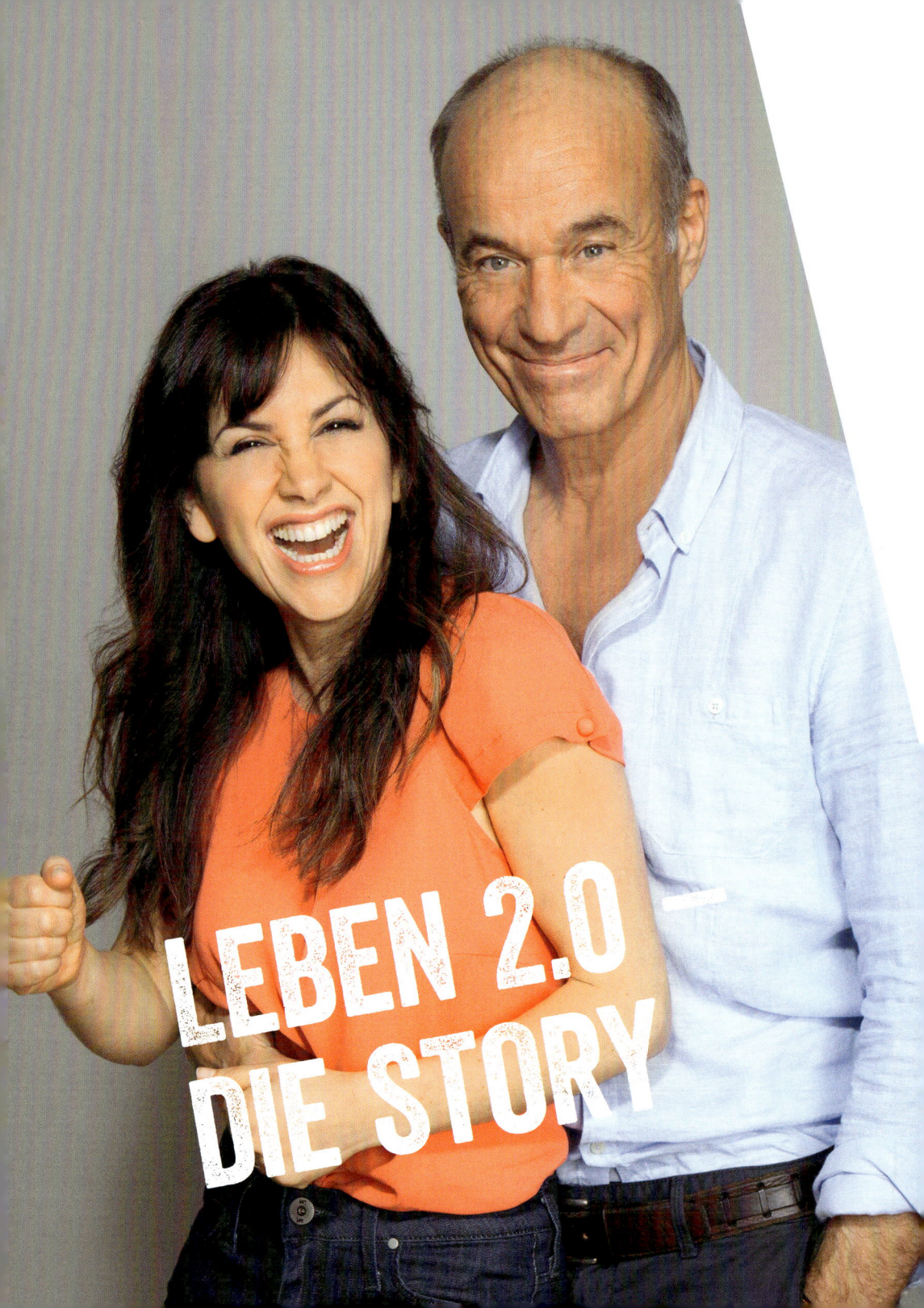

LEBEN 2.0 –
DIE STORY

DAS LEBEN ÄNDERN

Von zügellos auf strukturiert, von Kettenrauchen auf rauchfrei, von Alkohol und Drogen auf Genusstrinken, von bewegungsabstinent auf sportlich, kurz: von extrem ungesund auf vorzeige-gesund. Schon eine dieser Gewohnheiten zu ändern, hört sich für eingefleischte Schlechte-Gewohnheiten-Liebhaber unmöglich an. Aber alles zusammen in den Griff zu bekommen? Es geht tatsächlich, und zwar ohne Fitness-Guru, Ernährungsberatung und Hypnose. Eher ein bisschen à la Sinatra »I did it my way« oder Beatles »With a little help of my friends« oder besser: »…my wife«. Vorgelebt und als das absolute Glücksrezept befunden von: Heiner Lauterbach. Der Mann, der sich und der Welt bewiesen hat, dass ein radikaler Lebenswandel funktioniert, wohnt mit seiner Familie in schönster Bilderbuchbayern-Natur im Fünfseenland vor den Toren Münchens. Das tat er zwar auch schon »damals« in seinen »wilden Zeiten«, aber seitdem hat sich vieles, nein, alles in seinem Leben geändert.

ERFOLGREICHER SCHAUSPIELER UND FEIERFREUDIGER GENIESSER

Heiner Lauterbach gilt als einer der besten und profiliertesten Schauspieler des Landes, lange galt er parallel dazu als einer der wildesten Kerle Deutschlands. Da ist ein umfangreiches filmisches Werk auf der einen Seite, das ihn als einen der meistbeschäftigten wie auch diszipliniertesten männlichen Künstler in Film und Fernsehen ausweist; auf der anderen Seite stehen die Feiern und Exzesse, als ob es kein Morgen gäbe. Dieses hemmungslose Süchtigsein nach Leben und Intensität bot neben seinen Filmen jahrelang bunten Blättern Stoff, der braven Bürgern Schweißperlen der Empörung auf die Stirn trieb, bei nicht wenigen Männern für den einen oder anderen Minderwertigkeitskomplex sorgte und bei mindestens ebenso vielen Frauen für mehr als nur weiche Knie. Das Leben von Heiner Lauterbach bestand aus grenzenlosem Hedonismus, gegen alle Zwänge und Beschränkungen, und seinem Zwilling, einem unübersehbaren Hang zur Selbstzerstörung. Ein Leben mit einer Sogwirkung, die einen zwangsläufig irgendwann nach unten zieht. Rückkehr ausgeschlossen.

Dass er sich quasi von einem Tag auf den anderen von diesem wilden, gefährlichen Leben verabschiedete, geschah lange unbemerkt und im privaten Raum – bis sich eines Tages die Journalisten, die ihn so gerne und nicht unlüstern in Lasterhöhlen und ähnlichen Etablissements verortet hatten, erstaunt die Augen rieben. Zumindest stellt man es sich so oder so ähnlich vor. Der Spaß in der Presse um und mit Heiner Lauterbach hatte sein Ende. Dafür hat der Schauspieler und Familienvater heute ganz offenkundig mehr davon. Insgeheim hat er sich zu einer Art Vorzeige-Fitness- und Gesundheitsexperte etabliert oder als der lebende Beweis dafür, dass man sein Leben von Grund auf umkrempeln, wieder in Tritt kommen und darüber hinaus bisher ungeahnte Potenziale entfalten kann. Ein Mann mit Geschichte – und was für einer.

WITH A LITTLE HELP OF MY WIFE

Doch Lauterbach gelang etwas, was nur wenigen ohne professionelle Hilfe oder Therapie gelingt. Er trat auf die Bremse und krempelte dieses Leben komplett um. Der Grund? Zum richtigen Zeitpunkt war ein Mensch in sein Leben getreten, der ihn nach einer gewissen Bedenkzeit mit ganzer Kraft und, wie er selbst sagt, einer »gewissen Penetranz« dabei unterstützte, wieder zu sich zu kommen und sein Glück zu finden: die gebürtige Libanesin Viktoria Skaf, seit 2001 seine Ehefrau und seit 2006 auch seine Managerin.

Sie war anfangs skeptisch, ob sie mit diesem Mann, der völlig selbstvergessen und so öffentlich ein Leben immer kurz vor dem Abgrund führte, wirklich zusammen sein und -bleiben wollte. Denn es war Heiner Lauterbach, der schon am ersten Abend ihres Kennenlernens zutiefst überzeugt davon war, dass sie beide irgendwann einmal gemeinsame Enkelkinder auf den Knien schaukeln würden. Viktoria hingegen war es, die diesen schönen Traum nur zulassen wollte, wenn Heiner ihr auch ein langes gemeinsames Leben böte, was angesichts seiner damaligen Lebensumstände unmöglich schien. Nun, es hat funktioniert. Lauterbach war bereit, sich retten zu lassen, und Viktoria warf die Rettungsleine – und hielt sie fest. Mittlerweile sind sie verheiratet und haben zwei sehr geliebte Kinder – die potenziellen Eltern der Wunschenkel.

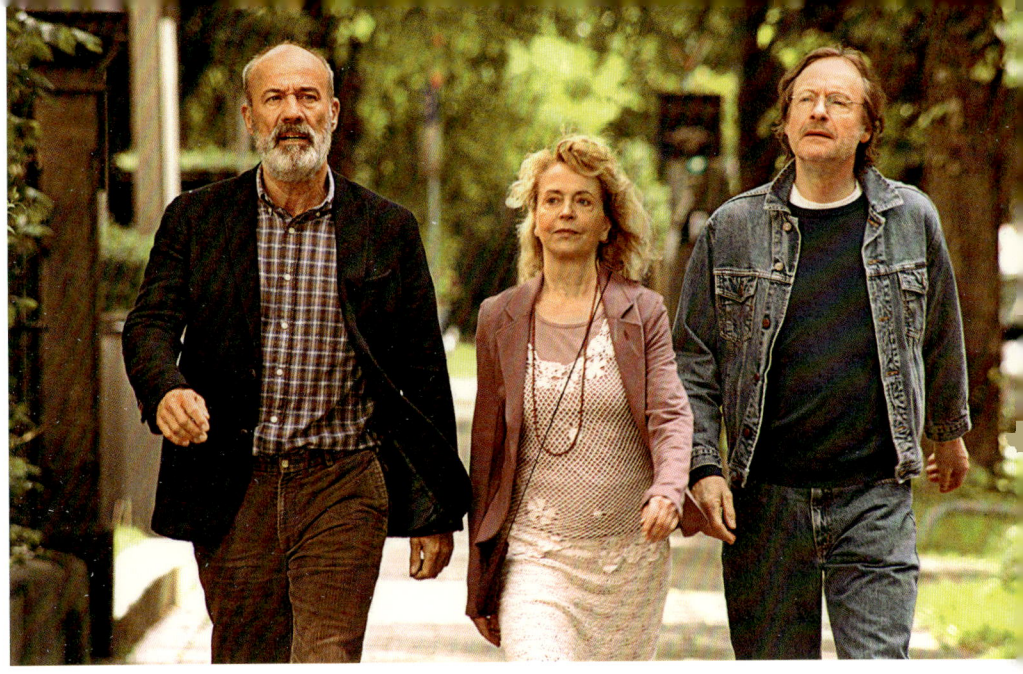

Heiner Lauterbach 2014 in der Generationenkomödie »Wir sind die Neuen«.

Wie gewaltig die Veränderung im Leben des Schauspielers war und ist, hat er mit seinen beiden Büchern und einer bemerkenswerten Fitness-DVD gezeigt. Während die erste Biografie ein schonungs- und auch reuelos offener Bericht über das alte Leben ist, wirkt die andere wie ein bisweilen nachdenklicher, mitunter philosophischer Exkurs über die große Wandlung in seinem Dasein. Auf der DVD schließlich kann man einem extrem fitten Mann mit einem ausdefinierten Körper zusehen, wie er gekonnt seine Workouts durchzieht. Keinesfalls würde man vermuten, dass er schon seinen sechzigsten Geburtstag hinter sich hat. Was man nicht sieht: Er bereitet damit nicht nur seiner Frau, sondern auch seinem Arzt nur noch Freude angesichts brillanter Gesundheitswerte, in Schulnoten ausgedrückt: »Eins plus«.

Ein echtes Wunder, wenn man bedenkt, in welch desolatem Zustand er war, als er mit dem Training und den anderen Lebensstiländerungen begann. Als einer seiner engsten Freunde, der Produzent Bernd Eichinger, in Los Angeles überraschend an einem Herzinfarkt verstorben war, merkte der Dritte in diesem Männer-, Feier- und Freundschaftsbund, Til Schweiger, damals trocken und sicher nicht zu Unrecht an: »(…) wenn mir vor ein paar Jahren einer gesagt hätte, dass Bernd von uns dreien als Erster den Löffel abgibt, ich hätte ihm nicht geglaubt.« Es wäre nach Schweigers Gefühl Heiner Lauterbach gewesen, der sich als Erster verabschiedet hätte. Soweit zur Geschichte.

Bunte Luftballons, schon ein wenig schwach auf der Brust, flattern in der Morgenbrise an einem Gartentor und künden von einem Kindergeburtstag, der ein paar Tage zuvor begangen wurde. Oben steht Viktoria Lauterbach an der Tür und nimmt soeben ein Paket in Empfang. Der Inhalt: ein Dirndl, das sie am nächsten Tag tragen will, wenn Heiner Lauterbach einen Preis entgegennehmen wird – und zwar ausnahmsweise keinen Filmpreis – sondern einen für den »Klavierspieler des Jahres«. Dabei hat er keineswegs als Wunderkind mit drei Jahren angefangen, sondern erst vor drei Jahren (vor Entstehung dieses Buches) damit begonnen. Wieder so ein Lebensthema dieser schillernden Persönlichkeit, die sich alles mit fast beängstigender Geschwindigkeit und dabei extrem gründlich aneignet. Vielleicht hängt auch dies mit dem Suchtpotenzial des Künstlers Lauterbach zusammen. So stellte Helmut Dietl angesichts des exzessiven Sporttreibens seines Freundes – mitunter kommen acht bis zehn Stunden Training (ohne Golfen und Radfahren …) pro Woche zusammen – lapidar fest, dass auch dies seiner Sucht zuzuschreiben wäre. Lauterbach kann derlei Küchenpsychologie egal sein, er arbeitet nach wie vor viel, entwickelt mittlerweile seine eigenen Stoffe und produziert sie auch. Wieder ein Schritt weiter, doch zurück zum Thema: Das Klavierspielen jedenfalls ist ihm, der schon als Teenager in einer Band spielte, heute eine echte Herzensangelegenheit – sogar im Fitnessraum steht ein Piano. Soviel zum Thema exzessiv. Hier lernt ein Mensch tatsächlich sein Leben lang und nimmt sich nicht nur vor, irgendwann einmal einen guten Vorsatz umzusetzen. Er macht es einfach.

Wer mit dafür gesorgt hat, dass dieser Mann heute so gesund wirkt, fünf Mal die Woche Sport macht in Form von Kraft- und Ausdauertraining und

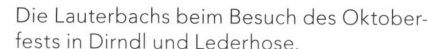

Die Lauterbachs beim Besuch des Oktoberfests in Dirndl und Lederhose.

zehn, zwölf Kilometer rennen kann, obwohl er früher schachtelweise Zigaretten verqualmt hat, ist kein Geheimnis. Heiner Lauterbach hat sich bereits mehrmals öffentlich für dieses Geschenk in Form seiner Frau bedankt. Viktoria lacht, sitzt an dem Riesenholztisch in der Küche und löffelt einen Obstsalat.

WIE EINFACH IST ES, GESUND ZU LEBEN?

Viktoria Lauterbach: Das kommt darauf an. Für den einen mehr, für den anderen weniger, je nachdem woran man sich im Lauf der Zeit und von Kindheit an gewöhnt hat. Ich war beispielsweise schon immer jemand, der keinen Alkohol mochte und keine Zigaretten, und wenn ich ausgegangen bin, war ich meistens auch eine der ersten, die wieder heimgegangen sind. In dem Moment, in dem die anderen betrunken waren, war ich schnell wieder weg. Ich verurteile es überhaupt nicht, wenn jemand gerne feiert, aber ich selbst vertrage Alkohol nicht und er schmeckt mir nicht. Und wenn man selbst nüchtern ist und die anderen um einen herum nicht, hat man auch nicht so sehr viel Spaß. Ganz simpel. Ich bin wahrscheinlich einfach ein Typ, der gerne klar im Kopf ist und gut auf sich achtet, ohne dabei zu dogmatisch zu sein.
Dazu gehört auch eine gewisse Tagesstruktur mit regelmäßigen Mahlzeiten – mit Kindern ist das ganz besonders wichtig – und genügend Schlaf zum Ausruhen, wenn man tagsüber viel um die Ohren hat. Was auch dazu gehört ist ein Alltag, in dem ich mich viel bewege – das muss nicht unbedingt immer Sport sein, aber ich schaue trotzdem zu, dass ich meine kleinen Trainingseinheiten hinbekomme.
Und dazu gehört natürlich auch Ernährung, denn was wir essen, schenkt uns Energie, das aber nur, wenn man gute Sachen zu sich nimmt. Ich mag beispielsweise am liebsten frische Säfte, frisches Gemüse und Obst und zwar schon immer. Das musste ich nicht erst groß lernen. Und ich esse gerne Lebensmittel, die eine gute Qualität und Geschmack haben. Gesund Leben ist für mich von klein an eine Selbstverständlichkeit, etwas, worüber ich nicht groß nachdenken musste – ein Instinkt.

Heiner Lauterbach: Gesund leben ist genauso einfach wie ungesund leben, wenn man so will. Letztlich geht es um Gewohnheiten, die man über Jahre etabliert hat. Es gibt sicher eine gewisse Typologie, zu wel-

chem Lebensstil man sich stärker hingezogen fühlt. Beim Exzess geht es ja letztlich auch darum, Grenzen auszuloten, Grenzerfahrungen zu machen, sich zu spüren. Das gesunde Leben ohne Drogen und Rausch, mit körperlicher Bewegung oder sogar Sport gekoppelt an eine ausgewogene Ernährung fühlt sich dagegen zunächst wie eine einzige massive Grenze an, als ob das Leben plötzlich zusammenschnurrt.

Dabei stimmt das gar nicht. Das Gegenteil ist ja der Fall. Wenn du spürst, wie du wieder klar im Kopf wirst und es bleibst, wie dein Körper dir auf einmal wieder gehorcht oder besser gesagt, wenn du merkst, dass dein Körper wieder dir gehört, dann ist das eine unglaublich intensive und belebende Erfahrung. Natürlich spürst du auch Stress und Belastungen stärker, weil du dich nicht mehr betäubst. Da musst du dann anders gegensteuern. Zum einen durch Dinge, die dich erfüllen, und dann auch durch die Fähigkeit, Ruhepausen einzulegen, also dich bewusst raus aus der Getriebenheit zu bewegen. Das wiederum lernst du im Lauf der Zeit, wenn du dir andere Gewohnheiten zugelegt hast, die du als bereichernd empfindest. Aber es kann dauern und da heißt es, Geduld mit sich zu haben und trotzdem dranzubleiben.

WELCHE ROLLE SPIELEN DIE ERZIEHUNG ODER DAS UMFELD?

Viktoria: Eine große. Man nimmt so vieles mit. Meine Familie stammt aus dem Libanon und wir konnten mithilfe eines Onkels – ein großartiger Mann, Priester und Archäologie-Professor – dem Bürgerkrieg entfliehen. So kam ich als Dreijährige nach Deutschland. Hier verbrachte ich die ersten Jahre mit meinen Geschwistern in einem katholischen Kinderheim. Später kam auch meine Mutter dazu und lebte bei uns. Ich kenne es also nicht anders, als dass meine Tage immer eine feste Struktur hatten. Es wurde immer frisch gekocht, wir waren viel draußen in der Natur und haben gelernt, uns zu beschäftigen. Auch später, als wir alle wieder zusammenlebten, hat meine Mutter alle Mahlzeiten immer frisch zubereitet; da gab es kein Tiefkühlfood oder Fertiggerichte.

In arabischen Familien ist die Küche ein sehr wichtiger Bestandteil der Kultur, man kocht hier für sein Leben gern. Der Mittelpunkt der Familie ist gewissermaßen der Raum, in dem Essen zubereitet und wo gespeist wird. Außerdem ist die arabisch-libanesische Küche sehr gesund mit viel frischem Gemüse, Tomaten, Gurken, Salaten, Kräutern und Aromen.

Die kommen dann einfach so zum Knabbern auf den Tisch. Dann gibt es diese vielen unglaublich tollen Vorspeisen. Die Hauptgerichte sind alle schonend und kurz gegart. Tatsächlich ist fast alles gegrillt vom Fleisch bis zum Fisch. Danach gibt es frisches Obst. Jede Mahlzeit ist ein Fest der Sinne und für den Gaumen und vor allem sitzt die ganze Familie zusammen.

Meine Kinder kennen allein aufgrund dieser besonderen Familiengeschichte schon viele Geschmäcker, was ja heute bei vielen Gleichaltrigen eine Seltenheit zu sein scheint: Mango, Papaya, Passionsfrüchte, aber auch Knoblauch oder Ingwer – Heiners Lieblingszutat zu fast allem. Unsere Kinder wachsen damit ganz selbstverständlich auf. Meine Eier sind ihnen zu langweilig, nein, sie wollen die vom Papa mit Knoblauch, Tomaten, Ingwer. So gesehen spielt in Sachen Ernährung und auch Bewegung die Erziehung natürlich eine Riesenrolle.

Heiner: Dem stimme ich insofern zu, als ich aus anderen Verhältnissen stamme, was den Lebensstil anbelangt. Meine Mutter beispielsweise hat ihr Leben lang keinen Sport gemacht und auch nicht im Älterwerden damit angefangen, ihre Muskulatur zu erhalten. Das spürt sie heute und es geht ihr leider nicht gut damit. Was die Ernährung anbelangt, gab es bei uns eher die typisch deutsche Kost, die bekanntermaßen ja nicht sehr gemüse- und obstlastig war. Und sie stand auch nicht so im Mittelpunkt wie etwa in Viktorias Familie. Das ändert sich glücklicherweise in Deutschland langsam. Ernährung kommt ja insbesondere bei der Gesundheitsvorsorge und auch was die individuelle Fitness anbelangt eine enorme Stellung zu. Ich kann da ein ganz einfaches Beispiel aus eigener Erfahrung beitragen: Gelegentlich fahre ich auf

Ein gesundes Frühstück ist der beste Start in den Tag.

dem Rad um den See. Das sind in etwa 54 km und zwischendurch sind ganz ordentliche Steigungen zu bewältigen. Wenn ich vorher nur einen grünen Smoothie getrunken habe – wir geben da alles an Grünzeug hinein, was wir gerade im Vorrat haben: Salat, Brokkoli, Spinat, Kräuter, Ingwer und höchstens eine halbe Birne für ein wenig Süße – dann habe ich das Gefühl, ich meistere die Belastung wesentlich leichter als ohne. Das nur als Beispiel, wie ein schneller Mix aus Vitalstoffen einen pushen und die Leistungsfähigkeit steigern kann – und zwar nicht nur auf der körperlichen, sondern auch auf der geistigen Ebene. Denn man wird zugleich wacher und konzentrierter.

DAS HÖRT SICH ALLES SO SELBSTVERSTÄNDLICH AN. WIE EIN SPAZIERGANG AUS EINER WILDEN PARALLELWELT IN DIE GESUNDE, HEILE WELT.

Heiner: Ein Spaziergang war es nicht gerade und er erstreckte sich auch über einen gewissen Zeitraum. Ein solche Änderung findet nicht von einem Tag auf den anderen statt, auch wenn man die Änderung von einem auf den anderen Tag einleiten sollte – also nicht auf schönes Wetter, günstigere Rahmenbedingungen etc. warten sollte. Losgehen muss es sofort, sobald man sich ein Ziel gesetzt hat. Lediglich beim Erreichen des Ziels muss man unter Umständen eine gewisse Geduld mitbringen, je nachdem wie hoch oder weit gesteckt ein Ziel ist. Und es gab auch immer mal wieder Rückfälle.
Ich habe ja auch nicht alle Gewohnheiten auf einmal verändert. Es fing erst einmal damit an, dass ich den Alkohol aus meinem Leben entfernt habe. Das hört sich vielleicht einfach an, war aber ein sehr großer Schritt. Schließlich habe ich über die Jahre harte Trinkergewohnheiten entwickelt oder mich besser gesagt dazu erzogen. Allein die Organisation rund um das Trinken hat viele Stunden des Tages in Anspruch genommen. Und die waren jetzt auf einmal frei. Der nächste Schritt bestand dann für mich folgerichtig darin, diese Zeit zu füllen und zwar mit etwas, das auch mich erfüllt. Da kam die Bewegung ins Spiel. Ich ließ mich deshalb zuerst einmal beraten in Sachen Fitness und Krafttraining und fing peu à peu wieder zu laufen an.

Viktoria: Rückfälle sind aber normal bei einer solchen enormen Änderung, denke ich. Das muss jeder berücksichtigen, der etwas ändern

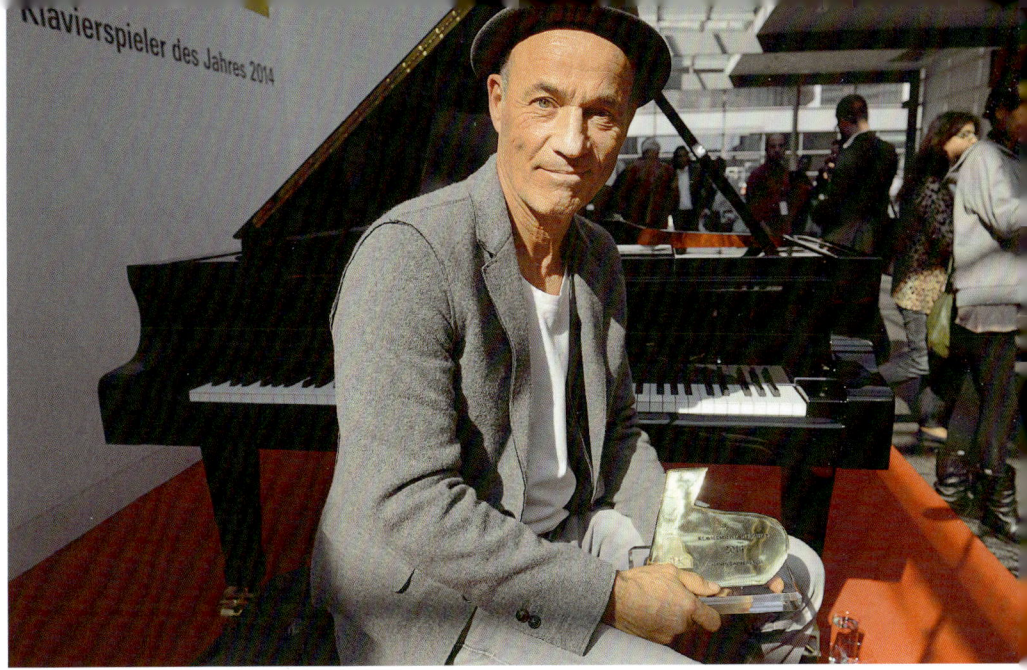

Bei der Preisverleihung zum »Klavierspieler des Jahres« im März 2014.

will. Bei Heiner gab es die immer mal wieder – es gab Phasen, in denen alles gut lief, drei Wochen am Stück vielleicht, und dann war wieder irgendeine Feier mit Freunden und ich wusste, das wird heute ein schwieriger Abend. Ich bin trotzdem bei ihm geblieben, obwohl ich immer wusste, dass mich ein solches Leben auf Dauer hätte kaputtmachen können. Aber die Abstände wurden mit der Zeit immer größer und dann wurde es langsam auch so, dass ich nicht immer dabei sein und »aufpassen« musste. Das war für mich – für uns – auch ganz wichtig, nicht mehr immer da zu sein, ihn freizugeben und ihm zu vertrauen, dass er das schafft. »Mach ruhig, aber denk darüber nach«, habe ich gesagt. Heiners Ziel war ja nicht, sein ganzes Leben abstinent zu bleiben, sondern wenn er darauf Lust hatte, sich auch mal für den reinen Genuss ein Glas Wein oder eine Zigarre zu gönnen.

Heiner: Schwierig war, wieder eine neue Zeitstruktur zu finden und an alte Bewegungsmuster anzuknüpfen. Das alles hatte eine ganze Zeit nicht mehr die Rolle gespielt, es war mir nicht mehr so wichtig und ich musste erst wieder daran anknüpfen. Das geht ja auch vielen Menschen so, die hart arbeiten und dann jahrelang keine Zeit mehr finden für Bewegung, Draußensein in der Natur und Dinge, die ihnen wirklich gut tun. Ich habe damals als erstes dann auch mit dem Golfen begonnen, da verbringst du Stunden im Grünen.

Viktoria: Er spielt jetzt Handicap 9! (Für Nicht-Golfer: Profi-Niveau)

Heiner: Vielleicht hatte ich es insofern einfacher, als mir Sport an sich und eine gewisse Freude an Bewegung nicht fremd waren. Ich kannte das ja alles aus meiner Jugend und war lange engagierter Fußballer… Ich habe auch geboxt und verbrachte ein halbes Jahr lang in Frankreich auf der Zirkusschule. Die Begeisterungsfähigkeit für körperliche Geschicklichkeit, die gibt es bei mir seit jeher. Wer das noch nie in seinem Leben gehabt hat, tut sich dann vielleicht anfangs etwas schwerer, weil er nichts zum Anknüpfen an positive Muster hat. Deshalb ist es wichtig, dass man mit einfachen, aber umso wirkungsvolleren Bewegungsprogrammen beginnt – wie etwa dem Einsteiger-Workout in diesem Buch und einem leichten Walking- oder Lauftraining. Ich hatte den Vorzug, dass ich mir irgendwann ein Fitnessstudio im Haus einrichten konnte – das macht es natürlich noch leichter. Und wir hatten einen Trainer hier, der mir gezeigt hat, wie man richtig trainiert. Es ist sehr wichtig, gerade beim Krafttraining Fehlhaltungen zu vermeiden. Mit der Zeit habe ich mir dann meine eigenen Programme entwickelt, lasse das aber gelegentlich auch nochmal von einem Experten feinjustieren. Das kann aber auch jeder tun, der Interesse an gezieltem Muskelaufbautraining hat, dass er anfangs gelegentlich ein Studio aufsucht, um auf Nummer sicher bei den einzelnen Bewegungsabläufen zu gehen.

Bei mir ging es dann Schritt für Schritt weiter. Irgendwann war dann auch das Rauchen dran. Das war Silvester 2008 und für mich der letzte Schritt zum wirklich gesunden Leben. Mir war wichtig, dass ich etwas dagegen machte, zuzunehmen – das geschieht ja unweigerlich, wenn man das Rauchen sein lässt, weil der Stoffwechsel sich erst einmal umstellen muss – also habe ich einfach dop-

Mit Golfen hält sich Heiner Lauterbach fit und entspannt vom Alltag.

pelt so viel trainiert. Das ist jetzt vielleicht nicht der Königsweg und ein anderer reguliert das dann mehr über die Ernährung. Das muss jeder individuell für sich entscheiden.

Hin und wieder bin ich auch da rückfällig geworden und habe mal eine Zigarre geraucht, das war aber kein Vergleich zu früher. Es war streckenweise wirklich nicht einfach, aber ich wollte einfach dranbleiben, bis sich mein Körper umgestellt hat. Und es hat funktioniert. Ich hatte zwar alles da, Ratgeber mit der angeblich besten Methode zum Rauchenaufhören und auch Nikotinpflaster, die habe ich aber nie benutzt. Ich nahm mir einfach vor, heute rauchst du nicht, den nächsten Tag nahm ich mir das wieder vor und so fort. So kommst du langsam, aber sicher in eine neue Tagesstruktur. Denn auch wenn man mit dem Rauchen aufhört, gewinnt man auf einmal viel freie Zeit dazu.

IHR HABT EUCH KENNENGELERNT, DA WAR ES NOCH NICHT SO KLAR, DASS DU EINES TAGES SO LEBST UND AUSSIEHST WIE HEUTE.

Viktoria: Ja, es war Heiner vorher nicht so wichtig. Ich habe ihn auch an einem Abend kennengelernt, da war er schon ziemlich angetrunken – typisch für die damalige Zeit. Ihn kannte ich nur sehr flüchtig aus der Presse, wusste, dass er Schauspieler ist und gerade irgendeine Trennung hinter sich hatte, was man eben beim Zahnarzt oder beim Frisör so las. Grundsätzlich muss ich sagen, hatte ich kein besonderes Interesse an Schauspielern – und an Menschen, die jeden Tag Party machen erst recht nicht. Mir ging es gut, ich lebte mein ganz normales Leben, arbeitete in einer Werbeagentur und war eben abends mit einer Freundin ein bisschen unterwegs.

Allerdings muss ich sagen, dass Heiner trotz seines Zustands wahnsinnig charmant war und versuchte, sich sehr zusammenzunehmen, um einen guten Eindruck zu machen ... Also habe ich mich dann doch länger mit ihm unterhalten, ihn aber ehrlich gesagt nicht ganz ernst genommen. An diesem Abend hat er dann auch schon von unseren gemeinsamen Enkelkindern gesprochen. Ich habe nur gelacht und gesagt: »Irgendetwas hast du übersprungen.« Dann habe ich mich relativ früh verabschiedet und bin nach Hause gefahren.

Erst viel später wurde mir klar, dass ich mit ihm zusammen sein will und vor allem, dass Heiner Hilfe brauchen könnte.

DAS KLINGT ETWAS WENIGER GLAMOURÖS. KEIN: ALS ICH IHN SAH, BEKAM ICH WEICHE KNIE?

Viktoria: (lacht) Ja, natürlich fand ich ihn auch charmant, aber dann hat er eher das Helfer-Syndrom in mir geweckt. Das wirkt immer bei mir (lacht noch mehr). Je öfter wir zusammen waren und Zeit miteinander verbrachten ohne seine Freunde, desto besser habe ich ihn kennengelernt und das hat mich wirklich berührt. Ich dachte: »Mein Gott, dieser Mensch ist so unglaublich liebenswürdig. Und er hat das Herz am rechten Fleck.« Gleichzeitig habe ich mit angesehen, wie er immer weiter abrutschte und wie die Menschen um ihn herum das für sich ausnutzten. Es war schlimm für mich, hier zuzuschauen und andererseits immer wieder zu versuchen, ihn von diesen Leuten abzuhalten und so die Gefahr für ihn zu minimieren: Denn es ging ja teilweise so, dass ihn bestimmte Leute einfach in irgendwelche Lokale abgeschleppt und dafür kassiert haben, dass Heiner in diesen Läden war. Dann gab es wieder wilde Bilder für die Presse … Dieser Manager, den er damals hatte, machte mich dann richtig wütend. Ich wurde regelrecht zur Furie, um Heiner zu beschützen. Er hatte sich im Lauf der Zeit einem Umfeld ausgesetzt, das ihn nicht nur benutzte, sondern auch zerstörte: Menschen, die ihm Drogen verabreicht haben in einem Stadium, in dem er gar nicht mehr klar denken konnte. Heiner verschwand dann tagelang, weil er irgendwo auf einer Couch herumlag. Da haben viele Menschen um ihn herum nur zugeschaut und nichts gemacht. Im Gegenteil, die waren ja selber in diesem Leben gefangen. Heiner hat damals seine Freunde vor allem nach dem Spaß-Faktor ausgesucht.

Ja, auch das waren so unsere Anfänge und ich kann mich noch gut erinnern an die vielen, vielen Gespräche, die ich mit ihm hatte, in denen ich ihn bearbeitete … Ich habe ihn damals schon über alles geliebt, aber ich konnte und wollte einfach nicht so mit ihm leben. Ich habe ganz deutlich gesagt: »Ich kann das nicht, ich kann nicht in dieser Welt leben. Ich trinke nichts, ich kann auch nicht jede Nacht auf dich aufpassen bis frühmorgens. Ich kann das nicht.« Aber dann fing es bei ihm langsam an zu wirken, und er sprach immer öfter darüber, dass er sein Leben ändern wollte. Irgendwann kam der Punkt, da hat er zu mir gesagt: »Viktoria, ich will es.« Und das war für mich der Punkt, an dem ich geantwortet habe: »Okay, dann kann ich es auch.« Denn, du kannst niemandem helfen, der sich nicht selber helfen will.

Heiner: *Richtig. Letztlich entscheidest du ganz allein, welches Leben du leben willst. Das kann dir kein Arzt sagen, weil deine Blutwerte so schlecht sind oder du irgendwelche Beschwerden entwickelst, und auch kein Partner, der will, dass es dir besser geht. Es muss ganz allein aus dir selbst heraus kommen. Und natürlich ist es gut und hilfreich, wenn du Freunde oder im besten Fall einen Partner an deiner Seite hast, der dich bedingungslos unterstützt – aber es geht auch allein, muss allein gehen. Letztlich geht es ja nur um die Frage: Bin ich es mir wert so oder so zu leben? Natürlich hat auch der Exzess seinen Wert im Moment, indem er dich in völlig andere Sphären katapultiert, aber tiefergehend ist die Klarheit, die du gewinnst, wenn du dich wieder achtest und wertschätzt. Das andere ist letztlich ein Spiel mit der eigenen Endlichkeit, mit dem Tod. Und das sogenannte gesunde Leben ist ein Bekenntnis zum Leben an sich, zur Natur, zu Wachstum, zu Entwicklung.*

Viktoria: *Außerdem ist es weniger riskant. Man darf diese Menschen, die Heiner damals um sich hatte, nicht unterschätzen. Das Umfeld macht wirklich sehr viel aus, wenn du beeinflussbar und feierfreudig bist. Heiner kommt ja auch aus einer Familie, in der man gerne gefeiert hat. Ich denke, da gibt es schon Prägungen, aber die hat jeder Mensch im Guten wie im Schlechten und im Zweifelsfall muss man dann eben an das Gute anknüpfen. Als er anfing, sein Leben zu ändern, hat er dieses Umfeld zum ersten Mal wirklich gesehen. Und mit der Zeit hat er sich von diesen falschen Freunden gelöst, die ihn nur ausgenutzt haben, immer nur etwas von ihm wollten und denen es völlig egal war, wie es ihm ging, die ihn eigentlich auch gar nicht respektierten. Dabei hat er sich so viel um die gekümmert und sie versorgt. Wenn sie zum Beispiel keine Ange-*

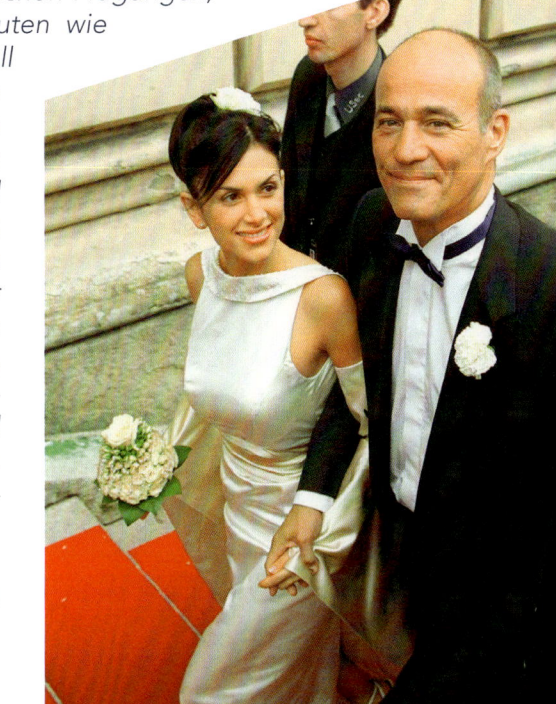

Bei der Hochzeit im September 2001.

bote hatten, hat er versucht, sie auf irgendeinem Set unterzubekommen oder tat ihnen alle möglichen Gefallen, damit es ihnen besser geht und immer, ohne auf sich zu gucken. Das ist natürlich auch das Wesen von Freundschaft, dass man selbstlos und großzügig ist – aber nicht, wenn es so auf Einseitigkeit beruht.

Er hatte sich und was er eigentlich brauchte ganz aus dem Blick verloren. Da denke ich, war ich schon wichtig, indem ich immer wieder versucht habe, ihm die Augen zu öffnen. Ich habe mit ihm geredet und war dabei immer klar im Kopf. Es haben sich so viele mit ihm geschmückt, mit seinem Namen, letztlich haben sie aber nur konkurriert und wollten ihm nichts Gutes. Im Lauf der Jahre hat er sich das nicht mehr angetan.

SIE HABEN GEHEIRATET, ZWEI JUNGE KINDER …

Viktoria: Ja, im Inneren wie im Äußeren hat sich vieles verändert. Heiner ist wieder zu sich gekommen. Das, was vorher irgendwie verschüttet war, sein Kern, kam wieder viel klarer zum Vorschein. Dann hat er sich natürlich auch äußerlich verändert, sah plötzlich gesünder, frischer aus und es kam auch wieder die Power. Er ist ja immer auch unglaublich arbeitswütig gewesen, heute ist er da noch viel gezielter, klarer und entwickelt ständig neue Projekte, baut Talente aus oder lernt eben einfach mal Klavierspielen mit Ende Fünfzig. Wir haben auch das Haus umgebaut zu einem Familien- und Arbeitshaus.

Wir leben insgesamt anders, aber alles sehr bodenständig. Dieses Streben nach immer mehr Haben, das haben wir nicht, es macht ja auch nicht unbedingt glücklich. Wir brauchen keine fünf Haushalte und ein Feriendomizil hier oder da. Und dann ist Heiner in seinem Ehrgeiz und seinem Extrem auch so, dass er sich immer wieder neue Hobbys gesucht hat: Fahrrad fahren um den See rum, Golf spielen, Klavier spielen … Alle diese Dinge haben plötzlich tagsüber stattgefunden, wo er sich normalerweise von seinen Feiern ausgeruht hat – und das hat ihm alles geholfen. Die Tage waren erfüllt, die Kinder um ihn herum und dann schwand dieser Drang, ausgehen zu müssen, Freunde zu treffen und mit ihnen zu feiern. Nach und nach war ihm das nicht mehr wichtig. Ihm hat sein Zuhause auf einmal Spaß gemacht, er hat wieder angefangen die Natur zu genießen, ging raus und ist gelaufen. All diese Dinge haben dazu beigetragen, seine alten Strukturen zu durchbrechen …

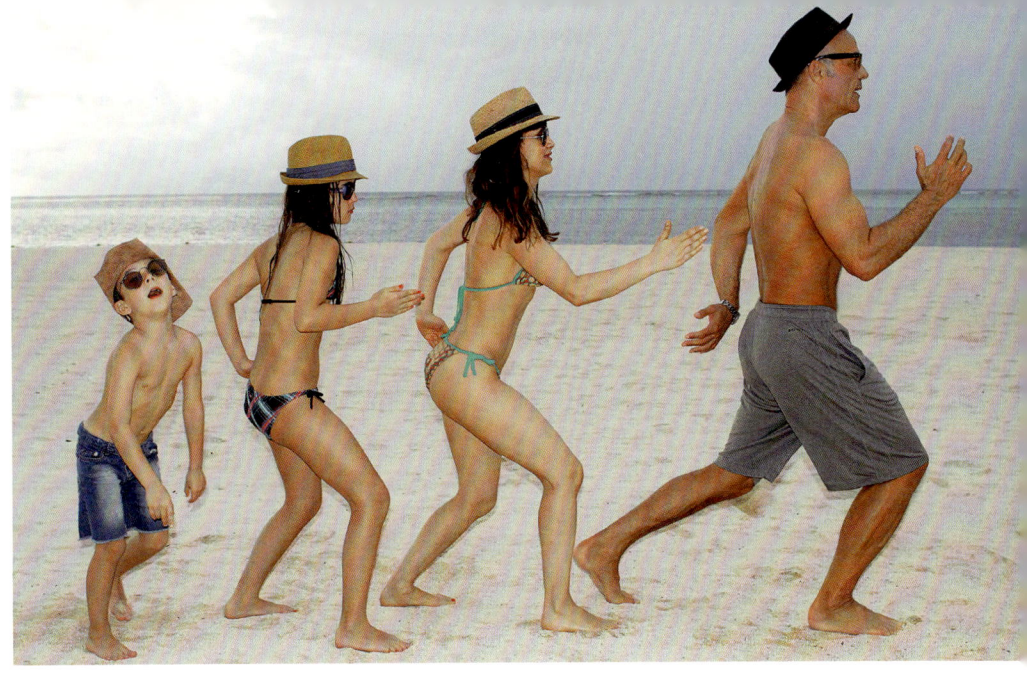

Familienurlaub: Spaß mit den Kindern Maya und Vito statt Durchmachen mit Freunden.

Seit 2006 habe ich auch das Management übernommen, wir sind eigentlich ein richtiges Familienunternehmen. Partys feiern hier nur noch die Kinder zu ihren Geburtstagen, aber da kommen dann schon einige zusammen. Wir haben ein anderes Umfeld, Freunde, auf die wir uns verlassen können, und unsere Familien. Das ging nicht von heute auf morgen. Aber er wollte sich ändern und hat das auch durchgezogen. Er wusste, dass ich ihn liebe, dass ich Kinder von ihm wollte und dass es sich dafür lohnt, ein anderes Leben zu führen. Und je gesünder er gelebt hat und je mehr Sport er gemacht hat, desto besser sah er aus. Hinzu kam, dass er ja heute Blutwerte hat, von denen ich nur träumen kann – und das obwohl ich nie so ungesund gelebt habe!

WIE VIEL SPASS MACHT DAS NEUE LEBEN?

Heiner: Im Großen und Ganzen viel. Das einzige, was aber wirklich keinen Spaß macht, ist das Sport machen – auch wenn ich wirklich extrem viel Zeit darein investiere – Spaß macht's dir nie. Du musst jeden Tag diesen Schweinehund überwinden, um dich aufzuraffen, in deine Sportklamotten oder die Laufschuhe hineinzusteigen und dich auf den Weg zu machen – auf die Matte, ins Studio oder raus. Das Glücksgefühl kommt erst, wenn du fertig bist und es hinter dir hast, aber davor …

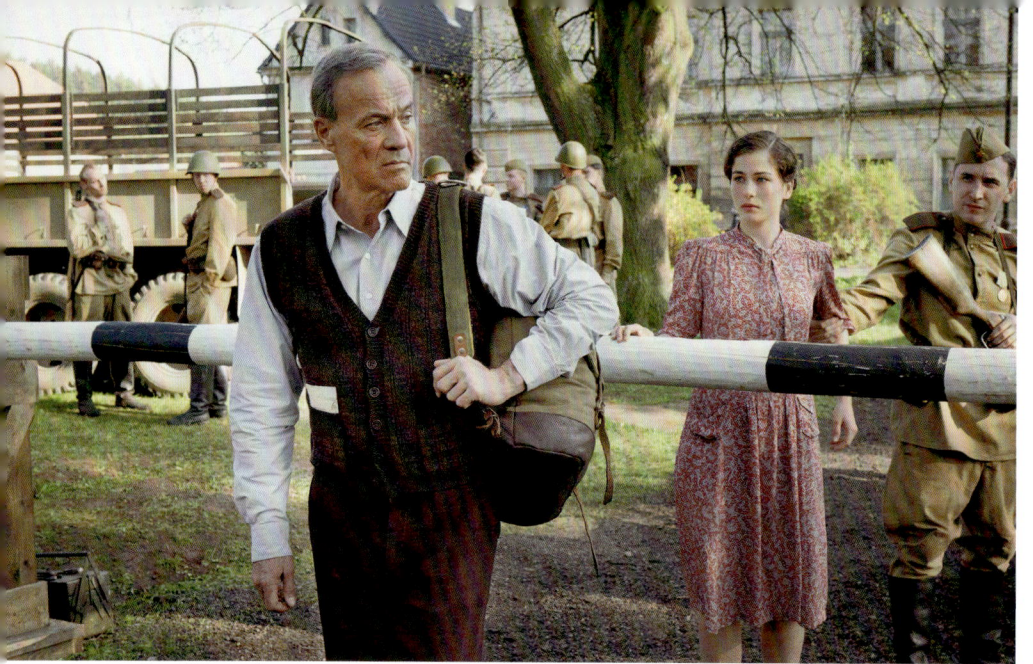
Am Set von »Tannbach« (2014), der Geschichte einer deutsch-deutschen Teilung.

Ich baue mir da immer eine Brücke, indem ich morgens aufstehe und mir dann sage, heute trainiere ich dann und dann. Am besten den Sport so früh wie möglich in die Tagesroutine einplanen, dann klappt es auch wirklich. Wenn ich vormittags andere Termine habe, plane ich den Sport ganz fest am Nachmittag ein. Da gibt es keine Ausreden. Ich mache mir im Grunde jeden Tag einen Grobplan, was wann zu tun ist. Dann muss ich auch nicht lange überlegen und schiebe nichts vor mir her. Klar, wenn man sich nicht gut fühlt, lässt man das Training ausfallen, aber sobald du wieder fit bist, geht es wieder los.

Viktoria: Heiner trainiert ja wahnsinnig viel. Ich würde das zeitlich gar nicht hinkriegen, aber er hat durch seine Arbeit einen ganz anderen Rhythmus als ich mit Kindern, Küche und Karriere. Also einen Tagesablauf, den ja viele Frauen heute so kennen und leben und der einen ganz schön in Atem hält. Selbst wenn ich Hilfe im Haushalt habe, bleibt doch letztlich die gesamte Organisation von uns allen bei mir. Auch das ist typisch für die heutige Zeit. Wenn du Kinder möchtest und sie auch selbst großziehen willst, dann hast du als Frau viel um die Ohren. Trotzdem ist es mir auch wichtig, etwas für mich zu tun und dazu gehört auch im einem gewissen Maß Sport. Nur: Woher die Zeit dazu nehmen in so einem Familienalltag? Ich bin zwar viel im Haus unterwegs, Treppe rauf und wieder runter und habe viel zu tun, was mich in Bewegung hält.

Was sich für mich aber als wirklich superoptimal erwiesen hat, ist das Tabata-Training. Ich habe schon früher immer viel Sport gemacht und viel ausprobiert, im Fitnessstudio, Ausdauertraining, auf dem Stepper, Spinning. Das war dann aber alles nichts mehr. Entweder viel zu zeitaufwendig oder nicht gut für meinen Kreislauf.

Dann habe ich dieses 7-Minuten-Programm aus New York kennengelernt. Und das ist wirklich genial. Du trainierst in sehr kurzer Zeit alle Muskelgruppen, kannst rein theoretisch überall trainieren, wo eine Yogamatte hinpasst und jederzeit, wenn du mal zehn Minuten Zeit für dich hast. Das ist einfach unglaublich praktisch vor allem für Multitasking-Mütter.

WIE GEHT ES WEITER, JETZT WO IHR BEIDE SO VIEL ERREICHT HABT, AM ZIEL SEID?

Heiner: Am Ziel würde ich das nicht nennen. Es ist ein optimales Umfeld für uns alle, in dem wir uns weiterentwickeln können, wenn wir das wollen. Auch hier geht es letztlich jeden Tag um die Frage: Wo will ich in meinem Leben hin? Und dafür muss ich auch etwas tun. Genauso wie ich jeden Tag mein Sportprogramm durchziehe oder eine Diät halte, weil es eine Rolle von mir erfordert. Auch wenn das beides vielleicht im Moment nicht so großen Spaß macht, der Effekt ist enorm in Form von einem anderen Gespür für dich selbst und die Dinge um dich herum.

Ich suche mir zum Beispiel neue Aufgabenfelder: Es wird so viel Mist gedreht, ich habe aber Lust auf gute Stoffe, also habe ich damit angefangen, selber zu produzieren und meine eigenen Filme zu machen. Damit wird nicht viel verdient, aber es macht Freude. Heute mache ich auch ein, zwei Independent-Produktionen im Jahr, die mich qualitativ als Schauspieler fordern, einfach weil es mir Spaß macht.

Deshalb habe ich auch Anfang 2014 das Snowdance-Festival gegründet in Anlehnung an das Sundance-Festival, das ja unter anderem eine Plattform für Quentin Tarantino und die Coen-Brüder war. So etwas hätte ich früher nicht gemacht. Das kann ich heute, weil ich mich mehr spüre, weil ich gesund bin und klar denke.

Das kann nicht nur ich in meinem Bereich: Jeder kann in seinem Bereich gucken, wie er Erfüllung finden kann. Dabei geht es auch nicht um gnadenlose Selbstoptimierung, sondern um mehr, es geht im Grunde um Glücksmomente. Und wie ich die schon durch die Entscheidung für einen gesunden Lebensstil erreiche.

CHECK-UP: WIE STEHT'S UM IHREN LEBENSSTIL?

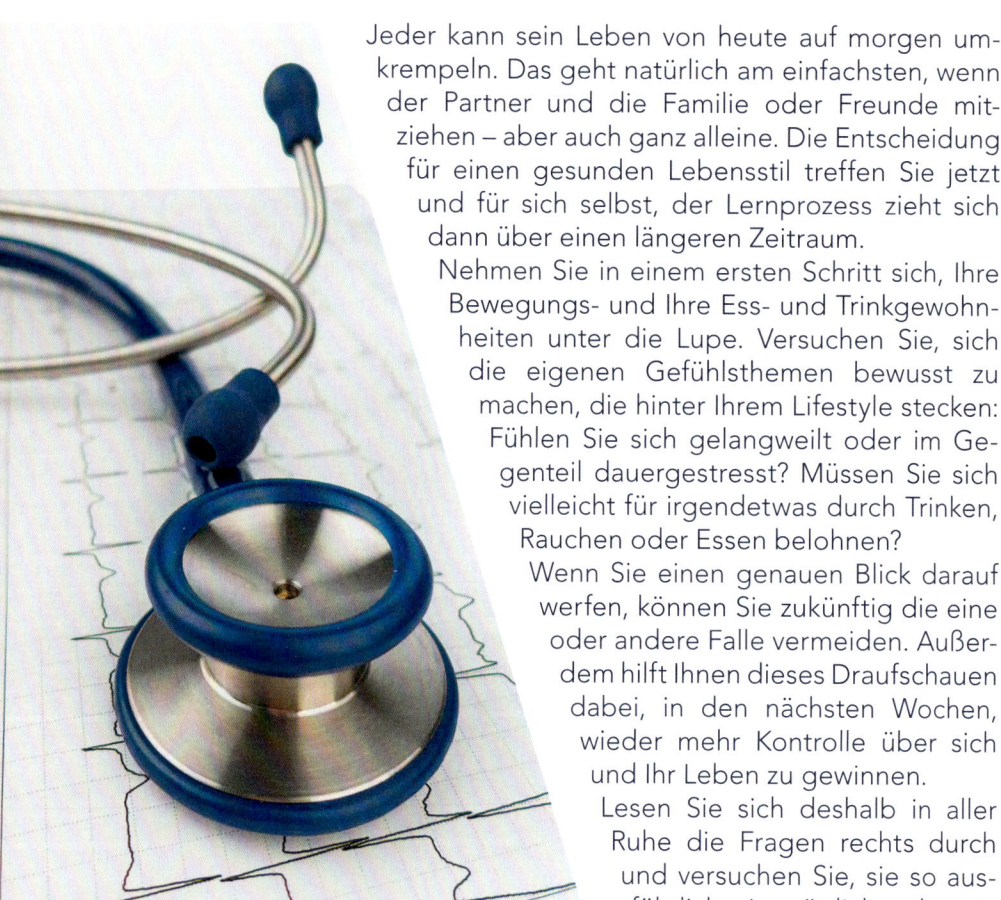

Jeder kann sein Leben von heute auf morgen umkrempeln. Das geht natürlich am einfachsten, wenn der Partner und die Familie oder Freunde mitziehen – aber auch ganz alleine. Die Entscheidung für einen gesunden Lebensstil treffen Sie jetzt und für sich selbst, der Lernprozess zieht sich dann über einen längeren Zeitraum.

Nehmen Sie in einem ersten Schritt sich, Ihre Bewegungs- und Ihre Ess- und Trinkgewohnheiten unter die Lupe. Versuchen Sie, sich die eigenen Gefühlsthemen bewusst zu machen, die hinter Ihrem Lifestyle stecken: Fühlen Sie sich gelangweilt oder im Gegenteil dauergestresst? Müssen Sie sich vielleicht für irgendetwas durch Trinken, Rauchen oder Essen belohnen?

Wenn Sie einen genauen Blick darauf werfen, können Sie zukünftig die eine oder andere Falle vermeiden. Außerdem hilft Ihnen dieses Draufschauen dabei, in den nächsten Wochen, wieder mehr Kontrolle über sich und Ihr Leben zu gewinnen.

Lesen Sie sich deshalb in aller Ruhe die Fragen rechts durch und versuchen Sie, sie so ausführlich wie möglich zu beantworten. Am besten schreiben

Sie alles auf, was Ihnen dazu einfällt. Das macht nicht nur den Blick auf die Ist-Situation klarer, sondern kann eine gute Stütze sein – wenn der innere Schweinehund mal wieder unüberwindbar scheint oder der Rückfall in alte Gewohnheiten droht.

- Welche Rolle spielten Sport und Ernährung in Ihrer Kindheit und Jugend?
- Welche Rolle spielen Sport und Ernährung heute in Ihrem Leben, in Ihrer Beziehung, in Ihrer Familie?
- Gab es eine Zeit, in der Sie sich richtig wohl gefühlt haben mit Ihrem Körper? Wenn ja, wann war das und unter welchen Umständen?
- Mögen Sie sich in Ihrem körperlichen und geistigen Zustand, so wie er jetzt ist?
- Welche Vorbilder haben Sie? Wie möchten Sie gerne aussehen?
- Welche Auswirkungen hat Ihr derzeitiger Lebensstil (Arbeit, Essen und Trinken, Bewegung, Entspannung) auf Ihr Wohlbefinden?
- Wie fühlen Sie sich mit Ihrem derzeitigen Ernährungs- und Bewegungsverhalten?
- Wie wichtig ist Ihnen Ihre Gesundheit? Welche Maßnahmen treffen Sie tagtäglich (z. B. gesund essen, maßvoll Alkohol trinken oder es ganz sein lassen, regelmäßige Bewegung, Entspannungs- oder Kreativitätstechniken, Körperpflege, Aufenthalte in der Natur)?

- Wie entspannen Sie sich nach einem anstrengenden Tag?
- Was essen/trinken Sie am liebsten? Nennen Sie drei Ihrer Lieblingsgerichte.
- Welche Form der Bewegung macht Ihnen am meisten Spaß? Powern Sie sich dabei lieber aus oder ist Ihnen Entspannung und den Kopf freizubekommen wichtiger?
- Welche Ernährungs- und Trinkgewohnheiten belasten Sie und verursachen ein schlechtes Gefühl?
- Wenn Sie Ihre Bewegungs- und Essgewohnheiten umstellen: Welche Auswirkungen auf Ihren Alltag wird das haben? Welche Vor- und Nachteile haben Sie davon?
- Stellen Sie sich vor, Sie leben endlich gesund, ohne dass Ihnen dabei etwas fehlt: Wie geht es Ihnen mit dieser Vorstellung?

P. S.: Wenn Sie es ganz genau wissen wollen, lassen Sie einen Check-up beim Arzt Ihres Vertrauens durchführen. Hängen Sie sich die Diagnosewerte an den Kühlschrank und lassen Sie sich in drei bis sechs Monaten noch einmal durchchecken. Das kann ziemlich motivierend wirken … Ein Arztbesuch ist natürlich auch dann erforderlich, wenn Sie älter sind als 35, länger als fünf Jahre keinen Sport getrieben haben, unter zu hohem Blutdruck, Stoffwechsel- bzw. Gelenkproblemen oder anderen Erkrankungen leiden.

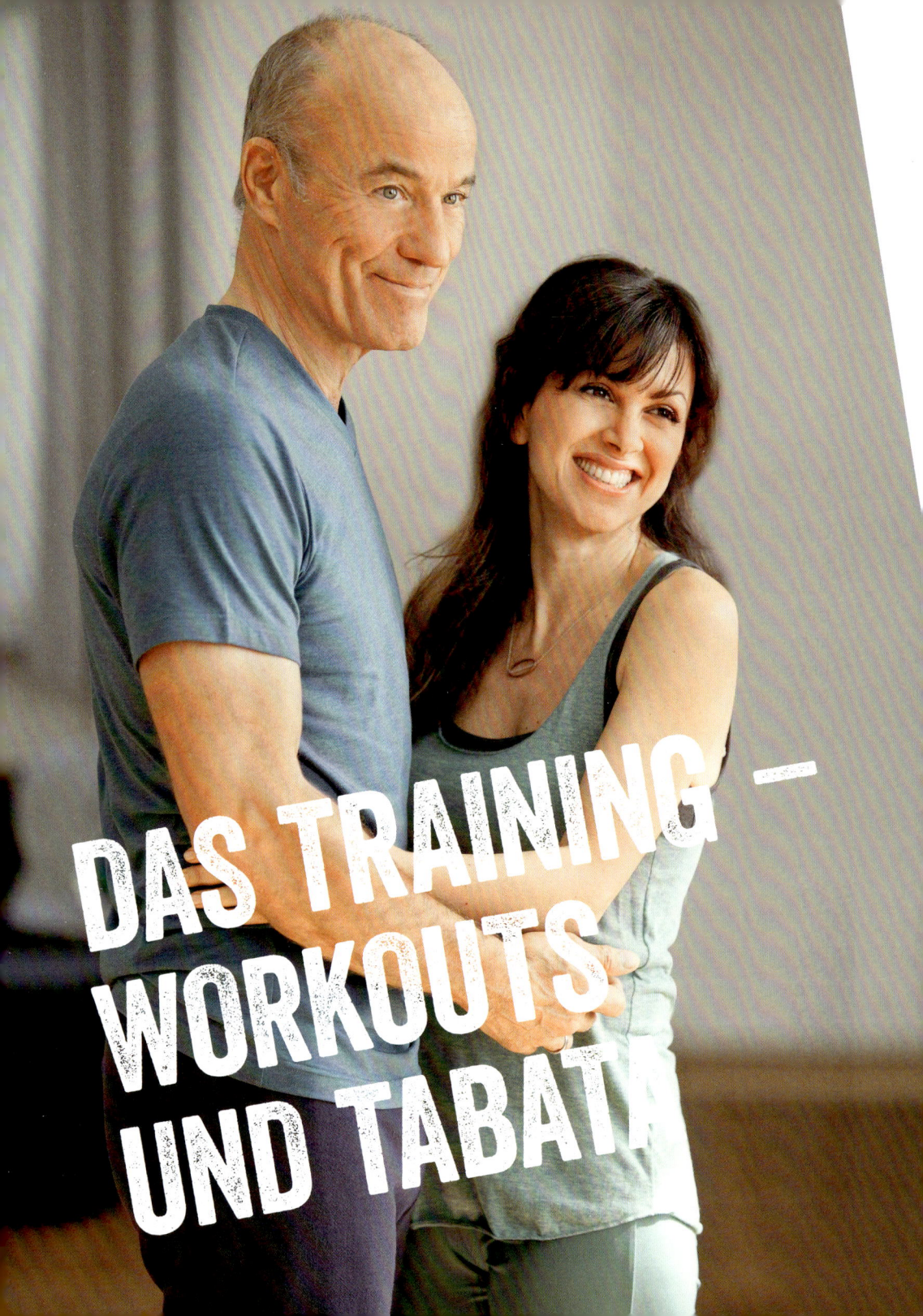

DAS TRAINING –
WORKOUTS
UND TABATA

WIE SIE MIT DIESEM BUCH TRAINIEREN

Wenn Sie diesen Fitness-Ratgeber richtig benutzen, können Sie enorm davon profitieren. Das heißt: Verinnerlichen Sie zuerst einige Theorie-Basics. Auf diese Weise verstehen Sie besser, worauf es beim Training wirklich ankommt. Das geht ganz leicht: Lesen Sie sich einfach die nächsten Seiten gut durch. Dann können Sie ungehemmt loslegen. Jedes der nachfolgenden Übungsprogramme ist von einem Profi entwickelt worden und stellt gewissermaßen unsere »Trainingsgrundausstattung« dar. Sie finden ein Einsteiger- (Seite 51), ein Intensivierungs- (Seite 62) und ein Power-Krafttraining (Seite 74). Das Tabata-Training ab Seite 86 ist besonders empfehlenswert für alle, die wenig Zeit zum Trainieren haben – trotzdem aber regelmäßig und effektiv etwas für Ihren Körper tun wollen.

GESUNDHEITS-CHECK

Mithilfe des Lifestyle-Check-ups auf Seite 25 konnten Sie schon eine ganz gute Bestandsaufnahme Ihres Ist-Zustands vornehmen und persönliche Ziele definieren. Haben Sie darüber hinaus gesundheitliche Probleme wie stärkeres Übergewicht, Herz- und Kreislauf- oder Stoffwechselprobleme, sollten Sie bei Ihrem Arzt einen Gesundheits-Check durchführen lassen, damit Sie die Belastung der vorgestellten Programme optimal auf sich und Ihren Alltag abstimmen können.

Jede Trainingseinheit deckt die Aspekte Kraft, Ausdauer, Beweglichkeit und koordinative Fähigkeiten ab. Speziell das Einsteigerprogramm ist geeignet für Männer und Frauen, die etwas für ihre Gesundheit und Fitness tun wollen, die vielleicht ein paar Pfunde zu viel auf den Rippen haben und schon lange keinen Sport mehr gemacht haben oder erst jetzt erstmals damit anfangen wollen.

DER MIX MACHT'S

Ideal ist ein Mix aus Krafttraining und moderatem Ausdauertraining, kombiniert mit einer Ernährung, die auf Ihre Bedürfnisse und die Ihres Körpers zugeschnitten ist. Machbar sind die Programme alle problemlos, solange Sie die Reihenfolge einhalten und Ihren Körper nach und nach an die Belastungsreize gewöhnen, die Ihre Muskeln wachsen lassen. Sie haben dabei auch nach wie vor viele Freiheiten und müssen sich zu keiner Zeit überfordert fühlen – Sie werden so mit der Zeit zu Ihrem eigenen Personal Trainer, denn mit zunehmendem Training entwickeln Sie (wieder) ein besseres Körpergefühl und wissen, was Ihrem Körper guttut und was er an Trainingsreizen braucht.

Fitness bedeutet nicht zwingend, fünfmal die Woche zu trainieren. Eigentlich kommt es nur darauf an, Bewegung als etwas Selbstverständliches in den Alltag einzubauen. Wichtig ist zunächst, wieder Eigenverantwortung für sich zu übernehmen und mit einem minimalen Einsatz maximale Erfolge zu feiern. Dann heißt es nur noch: Dranbleiben, weil es sich wirklich lohnt! Es geht schließlich um Ihre Lebensqualität.

WENN ES EIN FITNESSSTUDIO SEIN SOLL ...

Suchen Sie sich ein Fitnessstudio, das zu Ihnen passt. In Großstädten gibt es beispielsweise mittlerweile Studios nur für Frauen, die sich beim Training wohler untereinander fühlen. Sie sollten außerdem unbedingt eine oder zwei Probestunden nehmen und beim Vertragsabschluss genau schauen, welche Leistungen im Beitrag enthalten sind und wann und wie man seine Mitgliedschaft auch wieder kündigen kann!

ZEIT FÜR IHR TRAINING

Zuhause in den eigenen vier Wänden zu trainieren, ist für viele Menschen die beste Lösung. So fühlen sie sich nicht wie auf dem Laufsteg, es wird nicht geschielt, wer welche Klamotten trägt, und man kann morgens früh um 4 Uhr trainieren oder auch nachts, wenn man unbedingt Lust darauf hat. Andere wiederum motivieren sich besser, wenn sie nach dem Job oder während die Kinder im Kindergarten oder in der Schule sind, ins Fitnessstudio ihrer Wahl gehen und dort angeleitet werden.

Unsere Trainingsprogramme ohne Geräte haben den unschlagbaren Vorteil, dass man sie im Grunde überall ausführen kann, wo eine Übungs- oder Yogamatte Platz hat und Sie Ihre Ruhe haben. Dafür reicht auch die kleinste Hütte.

Und: Was schwarz auf weiß vor Ihnen liegt, können Sie jederzeit nachlesen. Kein Fitness-Coach – es sei denn, Sie gönnen sich einen Personal Trainer – bleibt während des gesamten Trainings neben Ihnen stehen und beantwortet all Ihre Fragen …

TIPPS FÜRS HOME-TRAINING

Planung ist beim Sport wie bei so vielem im Leben alles. Selbst wenn Sie über einen komplett eingerichteten Fitnessraum zuhause verfügen mit Laufband, Fahrradergometer und diversen Stationen: Planen Sie Ihre Trainingszeiten jede Woche fest ein. Tragen Sie sie in Ihren Kalender oder Ihr Smartphone ein und lassen Sie sich durch irgendein Signal daran erinnern. Das heißt: Am Montag um 6 Uhr trainiere ich Kraft, am Dienstag nach der Arbeit stelle ich mich in meine Walking- oder Laufschuhe oder setze mich aufs Rad. Hier darf nichts dazwischen kommen – zumindest keine faulen Ausreden oder »dann verschiebe ich es eben auf Mittwoch«: Das funktioniert nicht! Der innere Schweinehund kann zu jeder Zeit auftauchen und sich zu einem enormen Bremsklotz auswachsen. Lassen Sie das im Vorfeld gar nicht erst zu. Auf Nummer sicher gehen Sie, wenn Sie Ihre Trainingszeiten auf morgens nach dem Aufstehen verlegen.

- Wenn es Ihnen allein schwerfällt, sich aufzuraffen, machen Sie sich Druck. Verabreden Sie sich, falls Sie Gesellschaft beim Training mögen. Wenn Sie dann das Training verschieben wollen, müssen Sie vorher absagen – und das kommt gar nicht gut.
- Wenn Sie trainieren, schließen Sie die Tür, schalten Sie Ihr Handy aus und den AB an. Auch der lieben Familie sollten Sie vorher klargemacht haben, dass dieser Raum jetzt Ihnen gehört (es sei denn, einer Ihrer Lieben möchte unbedingt mittrainieren und Sie fühlen sich davon nicht in Ihrer Konzentration gestört).

- Lüften Sie den Raum, in dem Sie trainieren, vorher kurz durch. Sie sollten genügend Platz für Ihre Bewegungen haben. Wenn Sie Lust haben, schalten Sie Musik an.
- Die Übungen in diesem Buch funktionieren alle ohne Geräte. Wichtig sind dann nur noch die passende Trainingskleidung für drinnen und für Ihr Ausdauertraining draußen und dort natürlich für jedes Wetter.
- Vergessen Sie beim Ausdauertraining – auch auf dem Ergometer oder Laufband – Ihre Pulsuhr nicht (siehe Seite 47), denn: Ihr Herzschlag bestimmt das Tempo.
- Führen Sie ein Trainingstagebuch. Das nimmt minimal Zeit in Anspruch, hilft Ihnen aber sehr, Ihren Trainingszielen treu zu bleiben und ist auch eine besonders gute Rückfallhilfe, falls der innere Schweinehund sich mal wieder überlaut zu Wort meldet. Eine Kopiervorlage finden Sie dazu in der hinteren Innenklappe dieses Buchs.

Für Ihr Workout können Sie anfangs etwa 30 Minuten inklusive 5 Minuten Aufwärmzeit rechnen. Sobald Ihnen die Bewegungsabläufe vertraut sind, verkürzt sich die Trainingszeit auf ungefähr 15 bis 20 Minuten. Dann haben Sie es schon hinter sich.

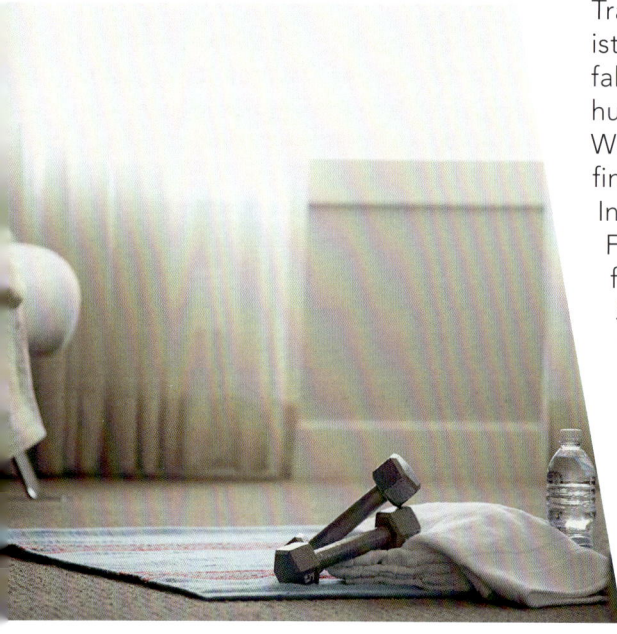

Zuhause trainieren geht immer irgendwo!

FATBURNER-MUSKELN

Ohne regelmäßige Bewegung im Alltag ist alles nichts. Denn ob Sie es glauben oder nicht: der Drang nach körperlicher Aktivität steckt tief in Ihren Genen, in Ihrem biologischen Programm, auch wenn Sie diesen Drang schon länger nicht mehr verspürt haben und es sich dafür lieber auf Ihrem Bürostuhl, dem Autositz oder der Couch bequem gemacht haben. Mediziner wissen, dass Bewegung nicht nur wichtig ist, um alle Stoffwechselvorgänge im Körper reibungslos ablaufen zu lassen oder um eine gesunde Hormonbalance zu gewähren, sondern dass sie darüber hinaus regelrechte Heilkräfte entfalten kann. Im Klinikalltag ist es heute gang und gäbe, dass beispielsweise Herzpatienten nach einer Operation schnell wieder auf die Beine gestellt oder auf das Fahrradergometer gesetzt werden. Noch vor zehn Jahren verordnete man dagegen Ruhe, was sich aber immer negativ auf die Rekonvaleszenz auswirkte. Heute wird sogar in der Krebstherapie verstärkt auf moderaten

Sport gesetzt. So gewinnen die Patienten nicht nur wieder Kraft und Leistungsfähigkeit zurück, sondern auch ein gutes Stück Lebensqualität. Auch in der Psychotherapie, beispielsweise bei der Behandlung von Depressionen, wird auf Sport gesetzt.

USE IT OR LOOSE IT

Regelmäßiger Sport sorgt für ein gutes Körpergefühl und Muskeln, die wachsen dürfen. Das ist keineswegs ein oberflächlicher Faktor, der nur etwas mit einem besseren Aussehen zu tun hat, obwohl das natürlich ein nicht zu unterschätzender Nebeneffekt ist. Muskeln sind Stoffwechselorgane, die – wenn sie nicht benutzt werden – verkümmern. So wird nicht nur weniger Energie verbrannt – man wird dick –, sondern auch komplexe Stoffwechselvorgänge werden gestört: Man wird krank. Außerdem merkt man, welche Kräfte in einem stecken – und ich spreche hier nicht vom Sixpack eines austrainierten Sportlers, sondern einfach von gesunden Muskeln, die jeden Tag in irgendeiner Weise beansprucht werden. Das ist gut für das Selbstbewusstsein und besonders bei älteren Menschen auch eine hervorragende (die einzige!) Unfall- und auch Schmerzprophylaxe. Außerdem ist gerade Ausdauertraining in Form von Walking, Laufen, Radfahren oder Schwimmen gut für die Laune und ein perfektes Anti-Stressmittel.

DER BEWEGTE MENSCH

Woran das liegt? Unsere Urahnen in der Steinzeit waren den ganzen Tag auf den Beinen im Dienste der Nahrungsbeschaffung und dieses Bewegungsmuster, das ihr Überleben garantierte, hat sich über die Jahrtausende in unserem Genmaterial verankert. Man sammelte, jagte, legte täglich kilometerlange Strecken zurück, rannte auch mal um sein Leben, ackerte Generationen später auf den Feldern und musste im Alltag weit mehr Kraft aufwenden, als es heute der moderne Büromensch tut. Letzterer macht das auch nicht mit Absicht, es liegt einfach an den völlig veränderten Arbeitsabläufen in diesen Zeiten, in denen eben viel »unbewegt« gearbeitet wird.

Auch wenn wir es vielleicht schon lange nicht mehr gemerkt haben: Trotzdem steckt dieses Bedürfnis nach Bewegung tief in unseren Genen – ebenso übrigens wie das Bedürfnis nach Bequemlichkeit. Denn der menschliche Körper ist nicht nur ein Bewegungs-, sondern auch ein Energiesparmodell. Das heißt, sobald man sich ausruht und nichts tut, wird auch weniger Energie aus der Nahrung verbrannt. In Urzeiten war dieser Mechanismus ebenfalls dem Überleben dienlich. Denn auf diese Weise konnte der Mensch aufgrund seiner Speicherkapazitäten auch in mageren Zeiten eine ganze Weile überstehen, ohne zu verhungern.

Was das auf heutige Zeiten übertragen heißt, in denen wir quasi jederzeit und überall an etwas zu essen kommen, kann man sich leicht vorstellen. Die Kombination von Bewegungsmangel mit Ernährungsüberschuss ist fatal. Kein Wunder, dass die Zunahme von Übergewicht mittlerweile weltweit epidemische Ausmaße angenommen hat, von den riskanten Folgen für die Gesundheit, Herz und Kreislauf sowie für den Stoffwechsel (Diabetes, Krebs) kaum zu reden.

TUN SIE ETWAS FÜR SICH!

Dabei ist die Lösung aus diesem Dilemma denkbar einfach: Setzen Sie sich ab sofort (nachdem Sie das Buch weggelegt haben) in Bewegung und achten Sie darauf, dass Sie zukünftig mehr davon bekommen. Regelmäßige körperliche Aktivität erhöht ab jetzt Ihren Energieumsatz. Das heißt, Sie verbrennen mit jeder Muskelbewegung bewusst Energie. Je mehr Muskeln sie beispielsweise allein durch einen aktiven

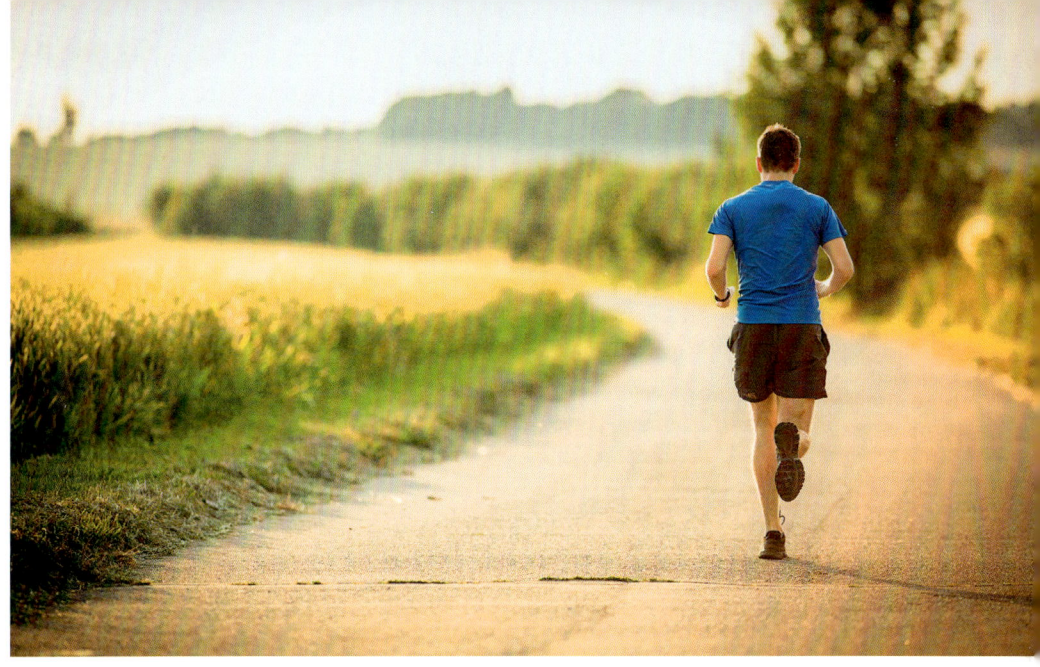
Laufen ist nur eine von vielen Möglichkeiten, sich zu bewegen.

Alltag – dazu gehören alle Aktivitäten wie Treppensteigen, im Garten werkeln oder Getränkekisten schleppen – und gezieltes Krafttraining aufbauen, desto mehr Fett verbrennen Sie, und das sogar im Schlaf. Denn jedes Pfund Muskeln verbrennt 17- bis 25-mal mehr Kalorien als Fettgewebe. Das ist eine echte Leistung. Was aber noch besser ist: Der Stoffwechsel läuft noch bis zu zehn Stunden nach dem Training auf höheren Touren – ein Nachbrenneffekt. Außerdem dämpft Sport auch noch den Appetit.

DER FATBURNING-TURBO

Falls Sie also ein paar Pfunde abspecken möchten, nur zu: Einen noch effektiveren Fatburning-Effekt erzielen Sie mit Ausdauertraining (ab Seite 46) – also Radfahren, Gehen und Laufen. Die körpereigene Fettverbrennung jedoch wirklich anzufeuern, erreichen Sie durch Kraftbewegung: Wenn Sie Ihr Ausdauertraining mit gezieltem Krafttraining kombinieren, dann schaffen Sie überschüssige Fettreserven richtig weg. Denn Muskeln sind Fettverbrennungsmaschinen. Unser Stoffwechsel wird angekurbelt, dadurch steigt der Energieverbrauch. Wenn Sie sich dann Muskeln antrainiert haben – und das geht mit unseren Programmen je nach Ausgangslage in sechs bis zwölf Wochen – verbrennen Sie auch beim Trainieren mehr Fett. Unsere Workouts für jeden Typ fordern Ihre Muskeln so, dass sie nach und nach wachsen und stärker werden. Damit können Sie erfolgreich abnehmen, Ihr Wunschgewicht halten und Sie sehen natürlich auch besser und jünger aus.

MUSKELKUNDE

Hier sind die Muskeln, die Sie mit unseren Workouts und dem Tabata-Training effektiv trainieren können und die dazu passenden Übungen aus diesem Buch.

MUSCULUS TRAPEZIUS

Der Trapezmuskel ist unersetzlich für eine gute Haltung. Sie spüren den oberen Teil, wenn Sie die Schultern hochziehen, den mittleren und unteren Teil, wenn Sie die Schulterblätter kräftig zusammenziehen. Wer viel sitzt, leidet hier oft unter Verspannungen. ▶ Armheben, Seite 55; Aufheben, Seite 88

ERECTOR SPINAE

Der Rückenstrecker ist bei jeder Rumpfbewegung mit von der Partie, etwa wenn Sie sich bücken und wieder aufrichten. Besonders ausgeprägt ist er im Lendenwirbelbereich. Durch gezieltes Training kann hier Rückenbeschwerden vorgebeugt werden. ▶ Armkippe, Seite 95; Daumenklopfen, Seite 100; Unterarmschieben, Seite 97

MUSCULUS DELTOIDEUS

Der Deltamuskel kann den Arm vom Brustkorb weg, zur Seite nach vorne oder nach hinten führen. Außerdem dreht er den Arm auch noch nach innen und außen. Sein Training sorgt für eine gut konturierte Schulter. ▶ Kleiner Liegestütz, Seite 96; Unterarmschieben, Seite 97; Armkippe, Seite 95

MUSCULUS BICEPS UND TRICEPS BRACHII

Vermutlich die beiden bekanntesten Muskeln: der Bizeps, der zweiköpfige Armbeuger, beugt den Arm im Ellbogengelenk und dreht den Unterarm so, dass die Handinnenfläche nach oben zeigt. Der dreiköpfige Armstrecker, besser bekannt als Trizeps, streckt das Ellbogengelenk. Für eine straffe Optik des Oberarms sind der Trizeps hinten und der Bizeps vorne unverzichtbar. ▶ Trizeps-Dips, Seite 98; Daumenklopfen, Seite 100

MUSCULUS PECTORALIS MAIOR

Der Gegenspieler des breiten Rückenmuskels sorgt mit den Muskeln unter und am Schulterblatt für eine straffe Brustmuskulatur und eine gute aufrechte Haltung (Schultern nach hinten und unten mit weitem Brustkorb). ▶ Kleiner Liegestütz, Seite 96

MUSCULI RECTUS ABDOMINIS, OBLIQUUS EXTERNUS UND INTERNUS ABD., TRANSVERSUS ABD.

Ihre Bauchmuskeln, und zwar die geraden, schrägen, äußeren und inneren, geben Ihnen von innen Halt: Ohne kräftige Bauchmuskeln gibt es keine stabile Wirbelsäule und Sie bekommen einen dicken Bauch. Mit trainierten Muskeln gibt es dafür irgendwann ein Sixpack. ▶ Twist im Dreieck, Seite 102; Twist im Sitzen, Seite 104

MUSCULI GLUTAEI

Die Gesäßmuskeln sind tagsüber viel in Bewegung, solange wir nicht ständig darauf sitzen. Ohne Gesäßmuskeln gäbe es keinen aufrechten Gang. Geben Sie ihm deshalb, was er braucht, nämlich Anreize. ▶ Aufheben, Seite 88; Beintippen, Seite 91; Stock-Ausfallschritt, Seite 89; einbeiniges Dreieck, Seite 92; seitliches Beinheben, Seite 90 (die beiden letzteren formen eher die Hüften)

MUSCULUS QUADRICEPS FEMORIS

Den vierköpfigen Schenkelstrecker brauchen wir beim Gehen, Stehen, Sitzen und wieder Aufstehen. Zudem sorgt sein Training für schöne, definierte Beine. ▶ Ballerina, Seite 87; Aufheben, Seite 88; Beintippen, Seite 91; Stock-Ausfallschritt, Seite 89

MUSCULUS TIBIALUS ANTERIOR

Der vordere Schienbeinmuskel ist wichtig für jeden Schritt, den wir tun. Ansonsten würden wir über unsere eigenen Füße fallen. ▶ Stock-Ausfallschritt, Seite 89

TRICEPS SURAE

Den dreiköpfigen Wadenmuskel brauchen Sie, um sich auf die Zehen stellen zu können. Ideales Training: Barfußlaufen. ▶ Beintippen, Seite 91

TIPPS FÜR IHR KRAFTTRAINING

Ein Krafttraining, bei dem Muskeln langsam und stetig wachsen, funktioniert nur, wenn Sie ab jetzt langfristig trainieren. Das heißt, Ihr Krafttraining wird zu einem festen Bestandteil Ihres Lebens, und zwar am besten zusammen mit Ausdauertraining. Beide Trainingseinheiten sollten Sie abwechselnd betreiben.

- Für das Training benötigen Sie leichte, bequeme Sportkleidung und eine Übungsmatte. Das kann zur Not auch eine Iso-Matte sein.
- Essen Sie vor dem Krafttraining nichts. Nach dem Workout empfiehlt sich allerdings eine Portion Eiweiß wie ein Joghurt, Magerquark oder ein eiweißreicher Smoothie.

SO WACHSEN IHRE MUSKELN

Nur durch Ihr Training bekommen Sie keine Muskeln. Nimmt man es genau, findet der Muskelaufbau erst danach statt, wenn die Muskeln sich von der Anstrengung, dem Trainingsreiz, erholen. Das liegt daran, dass die Muskulatur jetzt ihre Energiespeicher erweitert, fachsprachlich: Superkompensation. So treffen die Muskeln Vorsorge für zukünftige Belastungen. Wichtig ist daher, dass sich Belastungs- und Erholungsphasen abwechseln. Also: Auf keinen Fall tagtäglich intensiv trainieren, sondern am besten immer 48 Stunden Pause zwischen zwei intensiven Einheiten einhalten. Oder Sie trainieren verschiedene Muskelgruppen im Wechsel.

- Lesen Sie anfangs vor jedem Training gründlich die Übungsbeschreibungen durch und sehen Sie sich die Fotos an. Lassen Sie die Übung erst einmal vor Ihrem inneren Auge geschehen, bevor Sie langsam und konzentriert loslegen.
- Wärmen Sie sich vor jedem Workout 5 Minuten auf. Wie das geht, können Sie auf Seite 42 nachlesen. Nach dem Workout dehnen Sie die Muskulatur. Entsprechende Übungen finden Sie im Anschluss an die Workouts. Beim Üben sollten Sie ruckartige und Schwungbewegungen vermeiden.

SO BLEIBEN SIE AM BALL!

Es passiert unweigerlich: Nach dem ersten Training hat Ihr Körper erstmal keine Lust mehr. Vermutlich macht sich auch ein leichter Muskelkater bemerkbar. Behalten Sie die Ruhe, das ist ganz normal. Muskeln, die bisher kaum belastet wurden, kommen jetzt wieder in Gang – und das lassen sie Sie spüren.

- Nehmen Sie sich einfach vor, dass Sie sich nach dem Training immer besser fühlen wollen als vor dem Training. Der Vorsatz wirkt!
- Machen Sie keine längeren Pausen! Auch im Urlaub können Sie unsere Programme problemlos weiter durchführen. Sie benötigen dafür ja keine Geräte. Im Zweifelsfall kann man auch mal auf einem Teppich trainieren.

- Der innere Schweinehund klopft an? Es zählt keine, aber auch gar keine Ausrede. Das beste Gegenmittel gegen schlechte Stimmung sind Bewegung und noch eine Extra-Übungseinheit.
- Ihnen macht ein Trainingskater in Form von gesteigerter Lustlosigkeit zu schaffen, obwohl Sie sechs Wochen super durchgehalten haben? Das ist völlig in Ordnung und Sie haben alles richtig gemacht. Zu diesem Zeitpunkt flacht die Leistungskurve meistens ab. Machen Sie einfach weiter! Wenn Sie das Tief überwunden haben, geht es wieder leichter.

GUTE HALTUNG – VORAUSSETZUNG FÜR ERFOLGREICHES TRAINING

Für alle Übungen das A und O: eine gute Ausgangshaltung. Sonst kommen Sie nicht richtig in die dynamischen Bewegungsabläufe der einzelnen Übungen. Nehmen Sie vor jeder Übung deshalb sehr sorgfältig die Ausgangsposition ein und justieren Sie immer wieder nach.

Wichtig für eine gute Körperhaltung beim Trainieren, egal ob im Stehen, Sitzen, im Vierfüßlerstand oder auch im Liegen sind Wirbelsäule, Nacken und Bauch. Hier die Grundhaltung im Stehen:

- Pendeln Sie sich ein und nehmen Sie dazu abwechselnd die »Fehlhaltungen« Hohlkreuz und Flachrücken – dabei schieben Sie das

Becken vor – ein. Legen Sie zur Stabilisation locker die Hände auf die Hüften. Die Beine stehen parallel und hüftweit auseinander, die Knie sind locker und nicht durchgestreckt. Kippen Sie nun das Becken nach vorne und wieder nach hinten. Der Rumpf und die Knie bleiben dabei ganz ruhig. Das Ideal liegt genau in der Mitte.

• Dann dehnen Sie Ihren Nacken, indem Sie ihn in die Länge ziehen. Am besten geht das so: Sie neigen den Kopf langsam nach vorne, bis Sie eine leichte Dehnung verspüren und richten ihn dann so auf, als würden Sie von einem unsichtbaren Faden am Scheitel nach oben gezogen. (Dieses Nackenstretching können Sie tagsüber auch zwischendurch machen, es entlastet die verspannte Nackenmuskulatur).

• Ziehen Sie nun die Schulterblätter bewusst nach unten und in Richtung Po. Versuchen Sie, die Schulterblätter an den unteren Rändern zusammenzuziehen und lassen Sie dann wieder locker. Auch das ist eine Übung für zwischendurch!

WAS TUN BEI MUSKELKATER?

Ungewohntes oder zu intensives Training, falsche Technik oder eine zu lange Sportabstinenz ziehen oft Muskelkater nach sich. Ursache für die Muskelschmerzen sind kleinste Verletzungen der Muskelfaser. Deshalb sind auch keine Massagen oder tiefgehenden Knetungen angezeigt, die im Zweifelsfall die Heilung verzögern. Lindernd wirken dagegen:

1. Regeneratives Training wie etwa leichtes Joggen. Hierbei wird die Durchblutung angeregt und Reparaturstoffe können leichter in die betroffenen Muskelpartien gelangen.

2. Sauna oder Wannenbäder mit Rosmarinzusatz.

3. Leichte Streichmassagen an der Oberfläche der Muskulatur.

4. Kauen Sie eine Chili-Schote. Das scharfe Capsaicin der Pfefferschoten unterstützt die Heilung lädierter Muskelfasern.

- Last but not least die Core-Spannung (core = Körperkern oder -zentrum). Nachdem Sie die obigen Bewegungsabläufe durchgeführt haben, legen Sie nun eine Hand auf Ihren Bauch und versuchen, ihn allein durch die Kraft Ihrer Muskulatur nach vorne zu wölben (nicht durch die Atmung!). Das ist anfangs ziemlich schwierig. Ziehen Sie dann ihre Bauchmuskulatur nach innen zum Nabel und halten Sie diese Spannung, solange es geht.

RICHTIG ATMEN FÜR FITTE MUSKELN

Beim Training unterscheidet man zwischen aeroben und anaeroben Übungseinheiten. Wenn wir aerob trainieren, ist der Körper gut mit Sauerstoff versorgt. Das heißt, man kommt beim Radfahren oder Laufen etwas aus der Puste, kann aber die Bewegungseinheiten vom Luftvolumen her gut durchführen. Solange man im aeroben Bereich trainiert, erhalten Ihre Muskeln ausreichend Sauerstoff und können entsprechend gut arbeiten.

Trainiert man im anaeroben Bereich – das heißt, man hechelt regelrecht nach Luft – reicht der Sauerstoff für eine gute Versorgung der Körperzellen nicht mehr aus, weil der Bedarf die Aufnahme übersteigt. Sind die Muskeln unterversorgt, machen Sie kurzfristig schlapp. Bei falschem Krafttraining oder zu schnellem Walken oder Joggen kann man dies

beobachten. Ein Alarmzeichen ist das weiße Munddreieck.

Wenn Sie effizient trainieren möchten, ist eine gute Sauerstoffversorgung während des Trainings unerlässlich. Das bedeutet, dass Sie Ihrem Atem ebenso viel Aufmerksamkeit schenken sollten wie einem konzentrierten, kontrollierten und möglichst langsamen Bewegungsablauf.

- Beim Krafttraining sollten Sie vor allem das bewusste Ausatmen einsetzen. Und zwar in dem Moment, in dem Sie die Kraft Ihrer Muskeln brauchen, also in der Anspannung (etwa in der Aufrichtung bei einer Kniebeuge). Beim Absenken atmen Sie wieder ein. Da Sie beim Trainieren die Core-Spannung in Ihrer Körpermitte möglichst halten sollten (eingezogener Bauch), empfiehlt sich die Brustatmung. Dabei dehnen sich beim Einatmen vor allem die unteren Rippenbögen und weniger das Zwerchfell wie bei der tiefen Bauchatmung. In den Pausen zwischen den Sätzen atmen Sie dann wieder in den Bauch hinein, der sich jetzt auch dehnen darf.
- Beim Ausdauertraining spielt sich der Atemrhythmus meist von selbst ein. Beim Nordic Walking oder beim Laufen kann man den Atem auch seinem Laufrhythmus anpassen. Das heißt, man atmet bei den Schritten 1, 2 und 3 ein und bei den Schritten 4, 5 und 6 wieder aus. Probieren Sie, was Ihnen guttut.

WELCHES PROGRAMM PASST ZU MIR?

Unsere drei Workouts bauen aufeinander auf. Jedes Training ist an ein Ausdauer- und ein Ernährungsprogramm gekoppelt und sollte jeweils über vier bis sechs Wochen durchgeführt werden. In dieser Zeit erhöhen Sie nach und nach die Trainingsreize durch häufigere Wiederholungen oder mehrere Sätze. Wenn Sie noch nie Krafttraining gemacht haben, beginnen Sie mit Training 1. Sollten Sie schon fitter sein, können Sie mit der Mittelstufe (Training 2) loslegen. Die Königsklasse auf Waschbrettbauch-Niveau erreichen Sie dann mit Training 3. Steigern Sie sich dabei kontinuierlich, aber langsam.

TRAINING 1 – FÜR ANFÄNGER UND WIEDEREINSTEIGER

Dieses Programm ist für alle geeignet, die schon lange nicht mehr trainiert haben, die gerne ein, zwei Kleidergrößen weniger haben oder endlich mit Sport loslegen möchten. Versuchen Sie, gleichzeitig zu diesem einfachen Krafttraining, bei dem Sie nur mit Ihrem Körpergewicht

trainieren, an mindestens vier Tagen pro Woche gesünder zu essen. Tipps zu einer gesunden ausgewogenen Ernährung, die schmeckt, finden Sie ab Seite 124 und lassen Sie sich auch von den Smoothie-Rezepten ab Seite 134 inspirieren. Teilen Sie sich Ihre Programmtage fest ein.

TRAINING 2 – FÜR TRAINIERTE UND FORTGESCHRITTENE

Wenn Sie nach dem Einsteigerprogramm schon besser in Form sind, ist das Programm der Mittelstufe das richtige für Sie. Sie haben vielleicht nur noch ein paar Pfunde zu viel, wollen die gerne loswerden und machen problemlos 30 Minuten Ausdauertraining. Das Mittelstufenprogramm ist deutlich straffer als das Einsteigerprogramm und bietet Ihren Muskeln zusätzliche Trainingsreize, um zu wachsen, Ihre Haltung und Körperspannung zu verbessern. Versuchen Sie, an fünf Tagen pro Woche gesund zu essen, dafür haben Sie dann zwei Tage frei und können essen, was immer Sie wollen.

TRAINING 3 – FÜR CRACKS

Jetzt geht es an den Feinschliff. Mit diesem sechswöchigen Intensivtraining können Sie Ihren Körper perfekt ausmodellieren. Nach und nach erweitern Sie Ihre persönlichen Leistungsgrenzen und das bringt Sie zur Top-Figur. Grundvoraussetzung: Sie haben keine überschüssigen Fettreserven mehr auf den Rippen und haben möglichst die Trainingsstufe 2 gründlich absolviert. Jetzt essen Sie an sechs Tagen gesund – am siebten Tag haben Sie Pause, essen, worauf Sie Lust haben, und freuen sich auf den nächsten Trainingstag.

SO SETZEN SIE DIE PROGRAMME UM

- Zu Anfang empfehlen sich je zwei Workout-Termine und zwei Ausdauertermine pro Woche, und zwar jeweils im Wechsel. Dabei erhöhen Sie Schritt für Schritt die Belastung. So kommen Ihre Muskeln wieder zum Vorschein und bleiben Ihnen vor allem erhalten. Von Woche zu Woche werden Sie spüren, wie Sie immer mehr Kraft bekommen. Für Einsteiger empfehlen sich anfangs zwei bis drei Tage Pause, damit ein eventueller Muskelkater abklingen kann und es nicht zu Faserrissen in der Muskulatur kommt.

- Nach jeder zweiten Woche sollten Sie Ihre Leistungsgrenzen nach oben ausdehnen, ohne sich aber zu überfordern. Nur durch langsame und kontinuierliche Belastung steigern Sie Ihre Leistungsfähigkeit über das Anfangsniveau. Sie erhöhen Ihre Trainingsreize, indem Sie den Trainingsumfang um jeweils einen Satz erhöhen – maximal bis Sie drei Sätze erreicht haben. Machen Sie zwischen jedem Satz eine kurze Pause.

- Erweitern Sie dann die Belastungsdauer durch mehr Wiederholungen pro Satz. Beispiel: 3 Sätze à 10 Wiederholungen, dann 3 Sätze à 15 Wiederholungen und später 3 Sätze à 20 Wiederholungen.

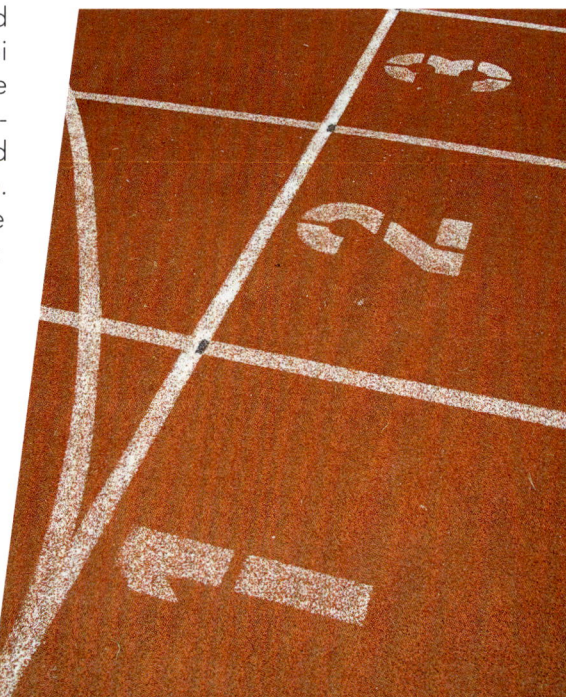

1, 2 oder 3: Für jeden gibt's das passende Training.

- Die Belastungsdichte steigern Sie durch kürzere Pausen zwischen den Sätzen. Beim Programm für Cracks können Sie in der Endphase mit einem Höchstmaß an Wiederholungen ohne Pause trainieren.
- Wenn Sie sich bei jeder einzelnen Übung sehr langsam und konzentriert bewegen – am besten fangen Sie auch so damit an – steigern Sie die Kraft noch mehr.
- Wenn Sie Spaß an der Sache gefunden haben, können Sie Ihr Training noch einmal ausweiten und vier oder fünfmal trainieren, aber nie an zwei aufeinanderfolgenden Tagen dieselbe Muskelgruppe! Lassen Sie sich pro Muskelgruppe immer 48 Stunden Zeit, damit Ihre Muskeln wirklich wachsen können.

VOR DEM WORKOUT – AUFWÄRMEN!

Wenn Sie Ihrem Körper das Training mit einem Kaltstart zumuten, fühlt er sich im Zweifelsfall sehr schnell überfordert oder macht nicht mehr richtig mit. Deshalb empfiehlt sich vor dem Krafttraining auf jeden Fall eine Aufwärmeinheit. Außerdem sind die Muskeln, Sehnen und Bänder durch das Aufwärmen besser vor Verletzungen geschützt – und Sie bringen Ihren Organismus in wenigen Minuten schnell und effektiv in den Fettverbrennungsmodus.

Bereiten Sie sich auch geistig vor und fokussieren Sie sich auf die Bewegungsabläufe. Lassen Sie alles andere hinter sich, den Job, den Alltag, die Familie. Diese nächste halbe Stunde gehört nur Ihnen.

KRAFT DURCH DEHNUNG

Sie finden nach jedem Workout passende Stretching-Übungen. Führen Sie diese genauso konzentriert durch wie die anderen Übungen zuvor. Achten Sie während des Dehnens auf eine gleichmäßige Atmung und dehnen Sie sich bis an die Schmerzgrenze. Beim Ausatmen immer noch ein Stück mehr in die Dehnung gehen. Berücksichtigen Sie Ihre Grenzen. Die Stretching-Übungen können Sie auch im Alltag zwischendurch durchführen, wenn Ihnen danach ist und Sie das Gefühl haben, Sie sind verspannt oder stehen unter Stress. So erhalten Sie sich langfristig Ihre Beweglichkeit.

Durch das Aufwärmen erhöhen Sie Ihre Körpertemperatur, denn bei einer normalen Temperatur von 37 °C läuft der Stoffwechsel auf Sparflamme. Da er aber unter anderem zuständig für die Energiegewinnung und Fettverbrennung ist, müssen Sie ihn anfeuern und das geht mit einer höheren Betriebstemperatur einfacher. Um sich aufzuwärmen, können Sie sich Musik ins Ohr stöpseln und fünf Minuten dazu auf der Stelle laufen oder tanzen. Sie sollten sich aber keinesfalls dabei überanstrengen.

Lassen Sie es langsam angehen und sparen Sie sich Ihre Hauptenergie für das Training. Tolle Aufwärmübungen sind auch der Kniehebelauf, Hampelmann oder Seilspringen.

Wenn Sie einen Hometrainer zuhause stehen haben (sehr empfehlenswert auch für das Ausdauertraining in der kalten Jahreszeit oder wenn das Wetter schlecht ist), dann radeln Sie sich 5 bis 10 Minuten warm.

Je mehr Muskeln Sie bei Ihrem Warm-up aktivieren, desto besser. Eine beliebte Übung ist das Armkreisen. Das ist sehr einfach, hat aber einen großen Effekt zur Erwärmung der Muskulatur. Danach noch ein paar Mal mit den ausgestreckten Armen zum Boden greifen und leicht dehnen – los geht's. Vergessen Sie nach dem Aufwärmen und während des Krafttrainings auch nicht, genug zu trinken. Der Körper arbeitet bei guter Flüssigkeitsversorgung besser.

NACH DEM TRAINING: RUNTERSCHALTEN

Wenn wir Sport treiben, belasten wir die Muskeln stärker als bei normalen Alltagsaktivitäten. Bei vielen Sportarten ist diese Belastung auch noch einseitig, das heißt, nicht alle Muskelgruppen werden gleich stark beansprucht, sondern einige von ihnen in besonderem Maße und andere dagegen nicht.

Beansprucht man eine bestimmte Muskelgruppe oder einen Muskel über eine längere Zeit, zeigt dieser eine Reaktion. Neben der ganz normalen Ermüdung kommt es dabei auch zu einer Verkürzung des Muskels. Bei vielen Ausdauersportarten ist dies sehr ausgeprägt, weshalb auch nach dem Nordic Walking, dem Laufen oder Radfahren eine Stretching-Einheit stehen sollte. Typischerweise verkürzen sich beim Joggen die hinteren Beinmuskeln, sodass man sich nach dem Laufen etwas steif fühlt. Dem steuert man durch gezielte Dehnübungen entgegen. Das lockert die strapazierte Muskulatur und bringt sie wieder in ihre ursprüngliche Position. Führt man das Dehnen nicht gezielt durch, organisiert der Körper das selbst. Dazu benötigt er aber wesentlich länger und braucht unter Umständen bis zum nächsten Trainingstermin. Nur hat dieser keinen Effekt, wenn die Regeneration vorher nicht abgeschlossen wurde. Denn Muskelfasern wachsen nur in der Ruhephase.

ALLTAGSFITNESS? GANZ EINFACH!

30 Minuten Bewegung pro Tag empfehlen Experten. Das ist für Menschen, die im Beruf vor allem sitzen oder stehen nicht ganz einfach zu erreichen. Der Trick: Sobald Sie damit beginnen und Tag für Tag für viele kleinere Aktivitäten sorgen, füllt sich Ihr Bewegungskonto langsam, aber sicher. Es macht auf jeden Fall einen Riesenunterschied, ob Sie tagsüber kaum oder null Bewegung haben oder ob Sie gezielt regelmäßige Bewegungseinheiten für sich einbauen – ohne nennenswerten zeitlichen Mehraufwand.

DER KLASSIKER: 10 000 SCHRITTE AM TAG

Tatsächlich belegen wissenschaftliche Studien zahlreiche positive Wirkungen, wenn man tagtäglich geht und läuft, so weit die Füße tragen. Der Blutdruck sinkt, Ihre Fitness verbessert sich, Sie nehmen ab oder können Ihr Gewicht viel leichter stabil halten. Wer jeden Tag 10 000 Schritte geht, verbrennt zwischen 2000 und 3500 Kalorien mehr pro Woche. Das schaffen Sie mit den folgenden Tipps:

- Schon der Weg zur Arbeit kann dazu genutzt werden: Walken Sie von der Bushaltestelle oder dem Parkplatz zu Ihrer Arbeitsstätte oder zum Einkaufen. Falls die Taschen zu schwer sind, drehen Sie einfach zwei Einkaufsrunden.
- Fahren Sie mit dem Fahrrad zur Arbeit. Sollten Sie auf Bus, Bahn oder Auto angewiesen sein, weil die Strecke zu weit ist, steigen Sie eine Station früher aus oder parken Sie ein Stück weiter entfernt und legen den Rest des Wegs zu Fuß zurück. Schon wenige Schritte an der frischen Luft machen Sie fitter für den Tag.
- Auch im normalen Alltag ergeben sich immer wieder Gelegenheiten für Erledigungen zu Fuß oder zum Treppensteigen. Die Rolltreppe oder den Aufzug lassen Sie ab jetzt links liegen. Während die anderen noch vor der Aufzugtür warten, sind Sie längst am Platz.
- Das Büro ist eine regelrechte Bewegungsfalle, aber auch hier können Sie etwas für sich tun: Stehen

Sie häufiger mal auf und gehen Sie herum. Anlässe gibt es genug: Rufen Sie Ihre Kollegen nicht an, sondern gehen Sie hinüber in das andere Büro. Holen Sie sich Ihren Kaffee eine Etage tiefer und benutzen Sie nur noch den Kopierer am Ende des Flurs und nicht den vor Ihrer Bürotür.

• Klingt vielleicht albern, schafft aber auch Schritte: Laufen Sie einfach drei Minuten auf der Stelle. Platz dafür ist überall. Treten Sie erst einmal eine Minute auf der Stelle und lassen Sie Ihre Arme dabei mitschwingen. Mit der zweiten Minute steigern Sie das Bewegungstempo und ab Sekunde 45 dürfen Sie sich richtig verausgaben. In der dritten Minute laufen Sie langsam aus.

• Nach Feierabend verschnaufen Sie kurz zuhause und dann rein in die Laufschuhe und noch mal vor die Tür! Schon ein zügiger Spaziergang von 30 Minuten bringt Sie 2,5 Kilometer und damit mehr als 3000 Schritte voran.

• Ein Schrittzähler ist optimal, um Ihre Alltagsbewegung mitzuzählen. Am Ende des Tages können Sie die Anzahl der zurückgelegten Schritte auf dem Display ablesen. Moderne Schrittzähler zeigen außerdem noch die Laufdauer, die zurückgelegte Distanz, verbrauchte Kalorien und abgebautes Körperfett in Gramm an.

• Mit einem Schrittzählertagebuch können Sie Ihr normales Trainingstagebuch noch optimieren: In der ersten Zeile stehen die Wochentage, in Zeile 2 die Anzahl der Schritte, in Zeile 3 notieren Sie Ihr Gewicht. Tragen Sie dann jeden Abend Ihre zurückgelegten Schritte und Ihre Erfolge auf der Waage ein. Und: Lassen Sie sich nicht entmutigen, wenn Sie die 10000 Schritte nicht sofort erreichen. Setzen Sie sich jede Woche ein neues Ziel, bis es klappt.

DAS AUSDAUERTRAINING

Sie wollen Ihre Akkus wieder aufladen? Dabei helfen ausreichend Schlaf, Freunde, Partner, Familie, Erlebnisse in der Natur oder mit Kultur. Sie wissen selbst am besten, was Ihnen guttut. Was aber ganz besonders unterstützend wirkt, ist Ausdauersport. Nordic Walking, Radfahren, Schwimmen und Joggen machen den Kopf einfach wunderbar frei und wirken entspannend. Auf lange Sicht halten Sie dann bei länger andauernden Belastungen tatsächlich immer länger durch und können so auch einen stressigen Alltag leichter stemmen. Aus medizinischer Sicht halten Ausdauer-Aktivitäten Herz und Kreislauf bis ins hohe Alter fit und erhöhen die Stoffwechselrate. Außerdem steht Ihnen damit ein gutes Hilfsmittel zur Verfügung, um Fettpolster einzuschmelzen.

TIPPS FÜR IHR AUSDAUERTRAINING

• Setzen Sie sich klare Ziele, planen Sie auch Ihre Ausdauertrainingseinheiten fest ein und versuchen Sie, diese unbedingt einzuhalten. Die Trainingsprogramme ab Seite 48 sind optimal für den Einstieg. Sie bleiben innerhalb Ihrer Leistungsgrenzen und weiten diese nach und nach aus.
• Überlegen Sie, wie Sie gerne trainieren: lieber in Gesellschaft, mit Freunden oder dem Partner/der Partnerin oder lieber alleine.
• Entscheidend ist natürlich auch die Sportart. Man bleibt nur bei einem Training, das auch Spaß macht. Wir stellen drei klassische Ausdauersportarten vor: Gehen, Nordic Walking und Jogging.
• Wenn Sie zweimal die Woche 20 bis 45 Minuten trainieren, sorgen Sie dafür, dass Ihre Atmung tiefer und ökonomischer wird. Das heißt, Ihr Lungenvolumen verbessert sich. Auch der Herzmuskel wird mit der Zeit größer, die Gefäße werden elastischer und der Körper ist insgesamt besser mit Sauerstoff versorgt. Wärmen Sie sich auch vor jedem Ausdauertraining 5 Minuten auf. Denn dann ziehen sich die Muskelfasern schneller zusammen,

wodurch Sie anschließend mehr Leistung bringen können. Schon nach 5 Minuten Aufwärmen kommen Sie anschließend besser in den Tritt oder in die Pedale. Wichtig: Das Warm-up soll den Bewegungsabläufen Ihres Sports ähneln. Das heißt, beim Walken, Joggen oder Radfahren, die ersten 5 bis 10 Minuten langsam angehen lassen und dann schneller werden.

• Gehen, laufen oder fahren Sie nur so schnell, dass Sie noch genügend Puste haben. Wenn Sie sich überanstrengen, demotiviert das und Sie haben nichts von Ihrer Trainingseinheit außer Frust – keine gute Voraussetzung fürs nächste Mal. Am besten Sie bewegen sich jeweils so schnell, dass Sie sich noch einigermaßen dabei unterhalten können. Wenn Sie sich ohne Fitness-Grundlage verausgaben, setzen Sie Ihr Immunsystem unter Stress und auch die Fettverbrennung funktioniert nur mangelhaft.

IM RICHTIGEN TAKT TRAINIEREN

Für eine gute Ausdauer sollten Sie bei 60 bis 70 Prozent der maximalen Herzfrequenz trainieren. Das lässt sich am besten mit einem Pulsmesser kontrollieren. Außerdem hilft Ihnen die Pulsuhr, Ihr richtiges Trainingstempo zu finden, weshalb Sie ausschließlich mit Uhr trainieren sollten. Dabei sollte Ihre Trainingsherzfrequenz den Wert von 180 minus Lebensalter in Jahren betragen. Bei einem 45-jährigen Einsteiger beträgt die Trainingsherzfrequenz für Nordic Walking und beim Laufen »180 – 45 = 135«. Der Pulsschlag beim Training sollte folglich 135/Min nicht dauerhaft überschreiten. Allerdings sollte man dies nur als Richtwert verstehen. Es gibt gut trainierte »Hochpulsierer« und umgekehrt. Noch einfacher zu merken: So lange Sie neben dem Betreiben Ihrer Sportart noch 15 Worte hintereinander sauber und zusammenhängend aussprechen können, ohne zu keuchen, sind Sie im aeroben Bereich unterwegs. Wenn Sie sicher gehen möchten, ob Sie im richtigen Bereich trainieren, können Sie nach acht Wochen Ausdauertraining einen Laktattest bei Ihrem Hausarzt durchführen lassen.

- Trainieren Sie am besten vor einer Mahlzeit oder nach einer mindestens dreistündigen Esspause. So leeren sich die muskulären Fettspeicher (auch hier landet Fett!).
- Schlechtes Wetter ist keine Ausrede. Halten Sie Ihre Trainingstermine ein und sorgen Sie dafür, dass Sie für jedes Wetter passend (sport-)gekleidet sind. Es ist wichtig, dass Sie in Ihrer neuen Bewegungsroutine bleiben. Ausnahme: Bei Temperaturen unter –10 °C sollten Sie aufs Joggen verzichten, weil Muskeln und Bänder dann weniger gut durchblutet werden und das Verletzungsrisiko größer wird. Auch belastet kalte Luft die Bronchien.

BASISPROGRAMM GEHEN

1. Gehen Sie 2 x 20 Minuten pro Woche zügig spazieren. In den ersten fünf Minuten gehen Sie in normalem Tempo. Zwischen den beiden Ausdauereinheiten sollte mindestens ein trainingsfreier Tag liegen. Krafttraining ist an diesem Tag erlaubt.
2. Nach spätestens vier Wochen sollte das zügige Spazierengehen in schwungvolles Walken übergehen und das Tempo so hoch sein, dass Sie leicht ins Schwitzen geraten. Am besten erreichen Sie dies mit einem aktiv-dynamischen Armeinsatz. Dabei wird der normale Armpendelschwung mit gebeugten Armen verstärkt und die Hände werden maximal bis auf Schulterhöhe nach oben geführt.

3. Nach sieben Wochen können Sie eine dritte Trainingseinheit von etwa 20 bis 30 Minuten hinzufügen.
4. Die Trainingsdauer kann pro Einheit auf 45 Minuten erhöht werden.

BASISTRAINING NORDIC WALKING

Der Bewegungsablauf wird hier durch den gezielten Umgang mit den Stöcken gesteuert: Der rechte Stock berührt den Boden, wenn die linke Ferse aufsetzt, der linke Stock, wenn die rechte Ferse aufsetzt. Die Stöcke werden nah am Körper geführt. Dabei sind die Schultern locker und entspannt. Der Stockeinsatz erfolgt schräg nach hinten; der linke Stock auf der Höhe der abrollenden linken Schuhspitze und der rechte Stock auf Höhe der rechten Schuhspitze.
Machen Sie keinesfalls zu lange Schritte und setzen Sie die Stöcke nicht zu weit vor den Füßen auf. Arbeiten Sie mit den Armen nach hinten und bringen Sie Ihre Hände hinter die Hüfte. Öffnen Sie die Hände dabei immer nach hinten. Greifen Sie beim Nach-vorne-bringen wieder fest nach dem Griff. So werden zugleich die Rücken- und die Oberarmmuskulatur gestärkt. Achten Sie beim Gehen außerdem darauf, dass Sie die Ferse flächig aufsetzen und die Knie nicht ganz durchdrücken.

So werden Sie fit:
1. Zweimal die Woche 20 Minuten im niedrigen Bereich (Pulsuhr) walken.

2. Nach sechs Wochen dreimal die Woche 20 Minuten im niedrigen Bereich walken.

3. Nach neun Wochen dreimal die Woche 25 Minuten im niedrigen Bereich walken.

4. Nach zwölf Wochen dreimal die Woche 30 Minuten im höheren Bereich walken.

JOGGING

Regelmäßiges Jogging stärkt das Herz, verbessert die Atmung und erhöht den Grundumsatz, also Ihren Kalorienverbrauch in Ruhe. Das heißt, wer regelmäßig läuft, muss sich nicht um jede Kalorie zu viel auf dem Teller sorgen. Einzige Voraussetzungen: Keine Gelenkbeschwerden und nicht anfangen, wenn Sie stärker übergewichtig sind! Dann lieber zuerst 12 Wochen lang Nordic Walking und regelmäßige Workouts vorschalten.

So geht's:

1. Gehen Sie in der ersten Woche jeweils 5 Minuten, laufen Sie 3 Minuten und walken Sie 12 Minuten.

2. In der zweiten Woche laufen Sie jeweils 5 Minuten und walken anschließend 17 Minuten.

3. Ab der dritten Woche laufen Sie einmal 4 Minuten und walken dann 16 Minuten. Bei der zweiten Trainingseinheit laufen Sie 5 Minuten und schließen mit 15 Minuten Walking ab.

4. In der vierten Woche laufen Sie zuerst 5 Minuten und walken dann 15 Minuten; beim zweiten Trainingstermin laufen Sie 6 Minuten und schließen mit 14 Minuten Walking ab.

5. In der fünften, sechsten und siebten Woche laufen Sie in der ersten Trainingseinheit 6 Minuten und walken danach 14 Minuten und in der zweiten Trainingseinheit 7 Minuten und walken dann 13 Minuten.

6. In der achten und neunten Woche steigern Sie sich auf 7 Minuten Laufen in der ersten und 8 Minuten Laufen in der zweiten Einheit.

7. In der zehnten und elften Woche laufen Sie beim ersten Mal 9 Minuten und in der zweiten Einheit 10 Minuten und walken anschließend 11 bzw. 10 Minuten.

8. In der zwölften und dreizehnten Woche laufen Sie 11 Minuten, walken 9 Minuten, dann 12 Minuten mit 8 Minuten Walking zum Abschluss.

9. Sie fahren in diesem Tempo fort, bis Sie 20 Minuten am Stück durchlaufen können. Wenn Sie möchten, können Sie auf diese Weise nach und nach die Lauflänge bis auf 45 Minuten steigern. Oder Sie versuchen, das Tempo anzuziehen und so die Fettverbrennungsrate beim Laufen noch zu steigern. Achten Sie dabei immer auf Ihren Puls! Beim Auslaufen zum Schluss reduzieren Sie wieder das Tempo, sodass Sie sich Ihr Herzschlag beruhigt und Sie nicht völlig ausgepumpt vor Ihrer Haustür landen.

10. Zum Abschluss führen Sie ein leichtes Stretching durch.

DIE WORKOUTS MIT HEINER LAUTERBACH

Lesen Sie die Übungen auf den folgenden Seiten gründlich durch und sehen Sie sich die Bilder an. Spielen Sie Ihr Workout dann vor Ihrem inneren Auge durch, bevor Sie damit loslegen. Beachten Sie bitte, dass die Bewegungsabläufe beim Krafttraining relativ monoton sind. Unter Belastungen können sich daher leicht Fehlhaltungen einschleichen.

Wenn Sie die einzelnen Einheiten aber nicht wirklich korrekt durchführen, bekommen Sie das bald in Form von Muskel- und/oder Gelenkschmerzen zu spüren. Das sollten Sie vermeiden. Deshalb sehr wichtig: Lesen Sie noch einmal die Anweisungen für die richtige Grundhaltung. *Mein Tipp:* Am besten vor einem Spiegel üben!

WAS SIE NOCH WISSEN MÜSSEN

1. Ein Satz ist ein Übungsdurchgang mit angeschlossenen Wiederholungen. Die Anzahl der Sätze hängt von Ihrer Leistungsfähigkeit und vom jeweiligen Programm ab.

2. Sie beginnen mit ein bis zwei Sätzen pro Übung und steigern sich im Lauf der Zeit auf zwei bis drei Sätze.

3. Arbeiten Sie mit einer gleichmäßigen Bewegungsgeschwindigkeit und beachten Sie auch immer den Umkehrpunkt im Bewegungsablauf. Führen Sie jede Wiederholung korrekt durch. Wenn Sie anfangs zu schnell aus der Puste kommen, reduzieren Sie die Wiederholungsanzahl.

TRAINING 1 – FÜR ANFÄNGER UND WIEDEREINSTEIGER

EINBEINBALANCE

Stabilisierung und Kräftigung, Öffnung des Brustkorbs

1 Sie stehen auf dem rechten Bein, das linke Bein ist angewinkelt. Der Bauch ist angespannt, das Knie des Standbeins »weich«, also nicht durchgestreckt.

2 Richten Sie den Blick geradeaus auf einen Punkt. Balancieren Sie, bis Sie einen sicheren Stand gefunden haben. Heben Sie die Arme mit angewinkelten Unterarmen seitlich an, bis die Ellbogen auf Brusthöhe sind.

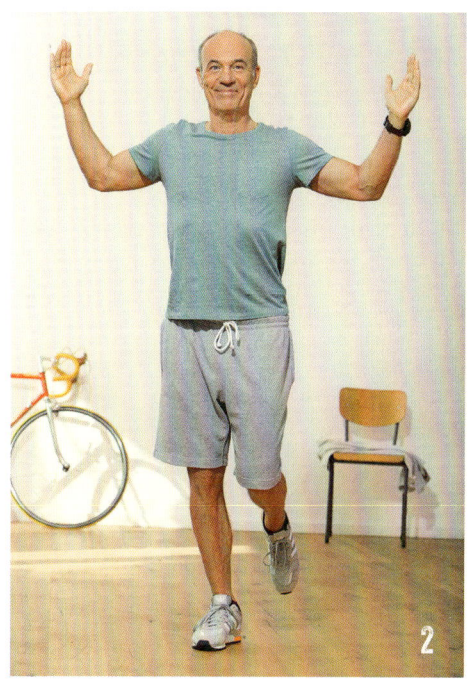

RICHTIG ÜBEN

Um das Gleichgewicht zu halten, fixieren Sie Ihren Blick. Der Rücken ist gerade, ohne ins Hohlkreuz zu fallen. Die Schultern bleiben die ganze Zeit tief, die Schulterblätter ziehen nach hinten unten.

3 Führen Sie nun die Arme abwechselnd nach hinten und wieder zurück in die Ausgangsposition.

4 Führen Sie 15 Wiederholungen auf jedem Bein durch.

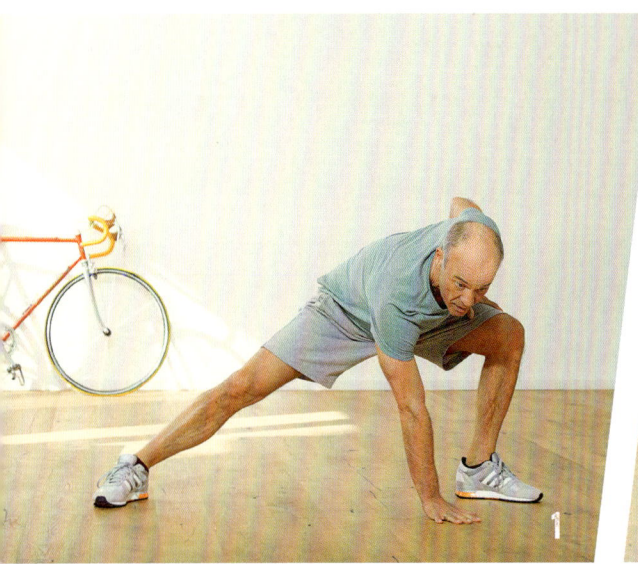
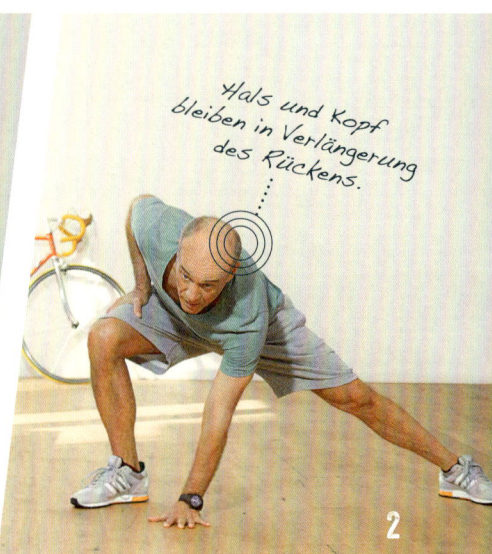

Hals und Kopf bleiben in Verlängerung des Rückens.

SEITENKNIEBEUGE

Kräftigung von Beinen und Po,
Anregung von Herz und Kreislauf,
Kräftigung der Bein-Innenseiten

1 Sie gehen in eine breite Kniebeuge und drehen dabei die Füße leicht nach außen. Das linke Bein ist tief gebeugt, das Gewicht ruht auf den Fersen. Die rechte Hand liegt am Boden, der Blick zeigt nach vorne und der Rücken ist lang.

2 Richten Sie nun dynamisch Ihren Rumpf auf und strecken Sie die Beine etwas. Das Gewicht verlagern Sie dabei leicht nach rechts.

3 Bewegen Sie sich zurück in die Ausgangsposition, und machen Sie die Bewegung zur anderen Seite.

4 Wiederholen Sie die Übung auf beiden Seiten je 15 bis 20 Mal.

RICHTIG ÜBEN

Je mehr Sie diese Bewegung nach oben ausführen, desto intensiver wirkt sie. Legen Sie während des gesamten Bewegungsablaufs Druck auf die Fersen.

SUMO-KNIEBEUGE

Kräftigung von Gesäß und Beinmuskulatur, Streckung der Kör-
perfront, zur Anregung von Herz
und Kreislauf

1 Sie stehen in einer breiten, tiefen Kniebeuge, die Füße sind nach
außen gedreht. Der Po befindet sich
auf Kniehöhe, Brust und Kopf streben
nach vorne, der Rücken ist lang.

2 Die Knie sind hinter den Fußspit-
zen, das Gewicht liegt auf den Fersen. Die Handflächen berühren den
Boden unterhalb der Schultern.

3 Nun richten Sie sich auf, indem Sie
kontrolliert die Beine mit Kraft strecken und gleichzeitig die Arme nach
vorne bis über den Kopf nach oben
führen, ohne den Rücken zu überstrecken.

4 Gehen Sie zurück in die Anfangsposition und wiederholen Sie die
Übung 20 Mal.

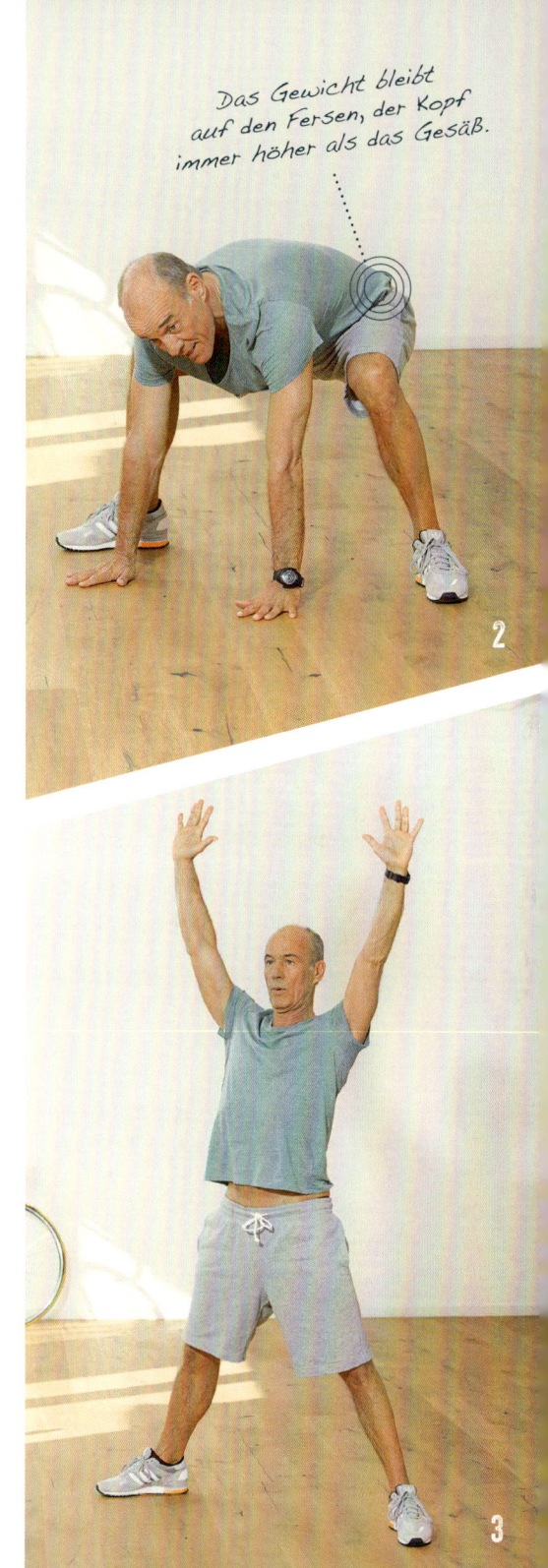

Das Gewicht bleibt auf den Fersen, der Kopf immer höher als das Gesäß.

2

3

RICHTIG ÜBEN

Der Blick ist immer nach
vorne gerichtet, achten Sie
auf die tiefe Position Ihres
Gesäßes, setzen Sie bewusst
Ihre Beinkraft ein.

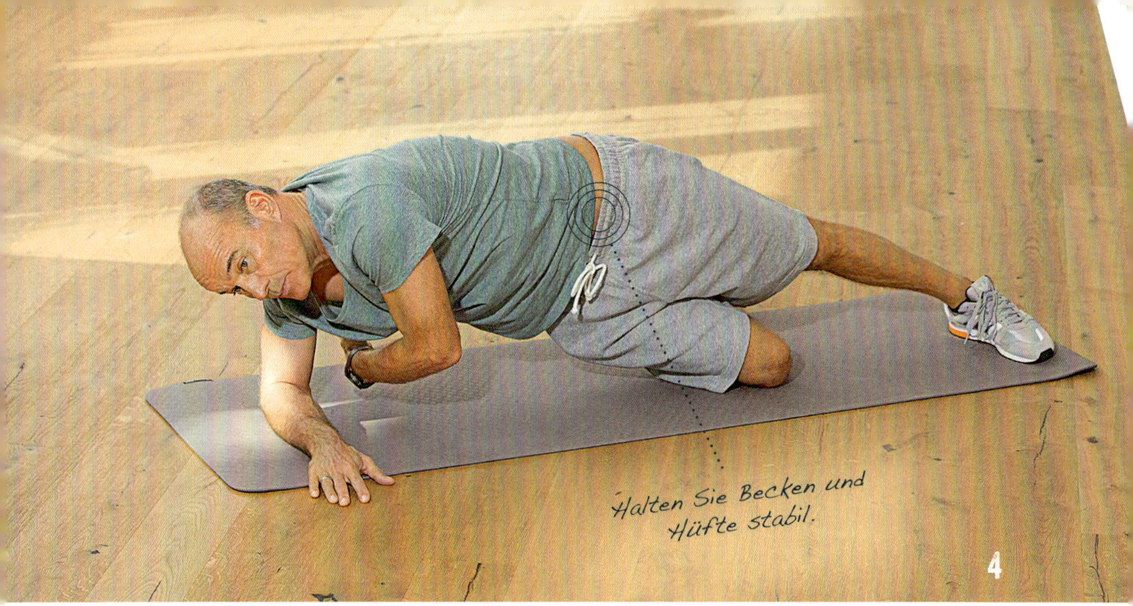

Halten Sie Becken und Hüfte stabil.

4

SEITTWIST

Wirbelsäulenrotation, Stabilisierung des Rumpfs, Öffnung des Schultergürtels

1 Sie liegen seitlich, das untere Bein ist angewinkelt, das obere Bein und die Hüfte sind gestreckt. Der Oberkörper ist auf den unteren Ellbogen gestützt.

2 Heben Sie das Gesäß; Knie, Hüfte, Schulter und Kopf befinden sich jetzt auf einer Linie.

3 Strecken Sie den vorderen Arm in einer weiten Bewegung senkrecht nach oben und öffnen Sie den Brustkorb, ziehen Sie die Schultern nach hinten unten.

4 Nun führen Sie den Arm zurück und unter dem Brustkorb nach hinten. Dabei rotiert der ganze Rumpf mit Ausnahme des Beckens. Die Hüfte bleibt in der Luft.

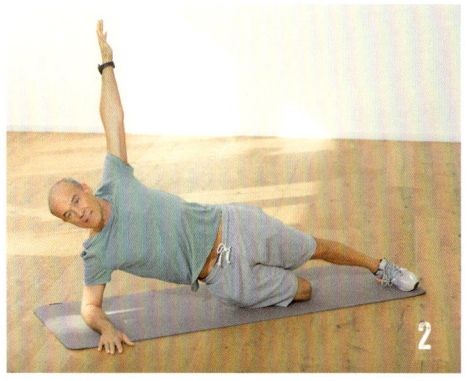

2

5 Machen Sie 20 Wiederholungen auf jeder Seite.

RICHTIG ÜBEN

Die Bauch- und Gesäßmuskeln bleiben fest. Um die Übung zu intensivieren, folgen Sie mit dem Blick der Bewegung Ihres Armes. Heben Sie das obere Bein gestreckt ab.

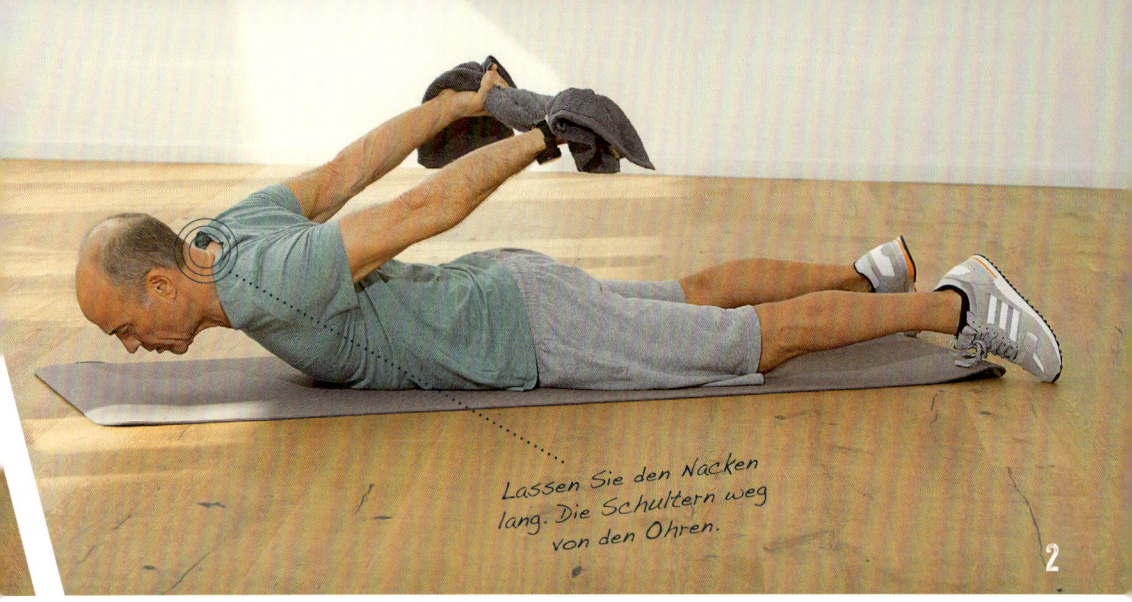

Lassen Sie den Nacken lang. Die Schultern weg von den Ohren.

2

HANDTUCHHEBEN ODER ARMHEBEN

Kräftigung des Rückens, Öffnung des Schultergürtels

1 Sie liegen auf dem Bauch und heben den Rumpf. Die nach hinten gestreckten Arme halten brustbreit ein Handtuch gespannt, die Handflächen zeigen dabei nach oben. Die Beine sind gestreckt, der Bauch nach innen gezogen, der Rücken lang.

2 Heben Sie die gestreckten Arme langsam auf und wieder ab, der Nacken bleibt lang, die Schultern sind tief und bewegen sich nicht mit.

3 Wiederholen Sie die Übung 20 Mal.

RICHTIG ÜBEN

Halten Sie den Oberkörper ruhig und den Blick nach unten gerichtet. Halten Sie die Bauchspannung!

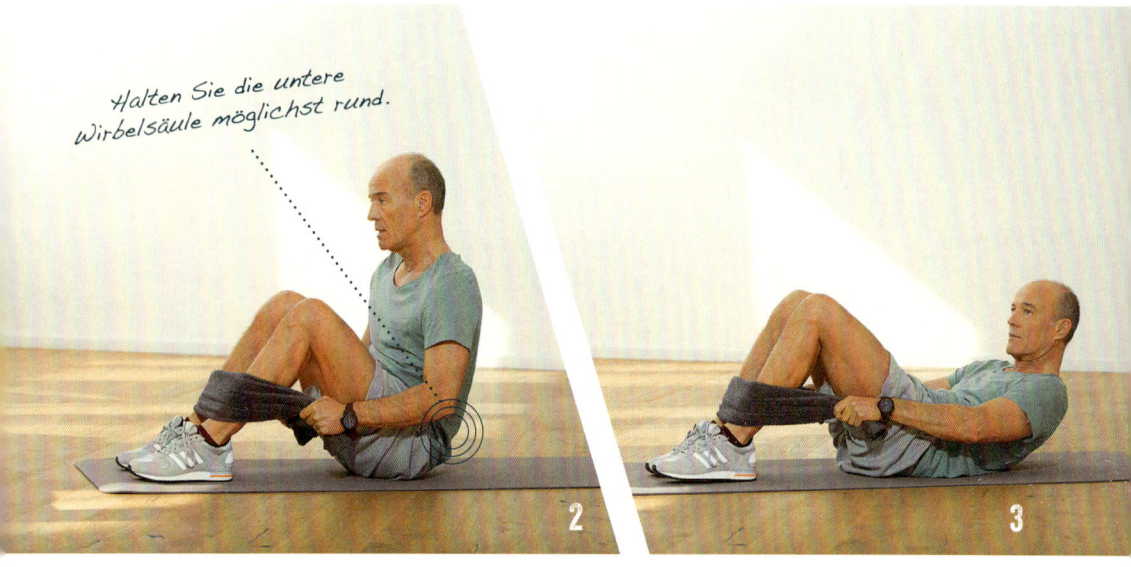

Halten Sie die untere Wirbelsäule möglichst rund.

AUF- UND ABROLLEN

Beweglichkeit der unteren
Wirbelsäule, Bauchkräftigung

1 Sie sitzen mit angewinkelten Beinen, die Füße stehen fest auf dem
Boden, der untere Rücken ist leicht
eingerollt.

2 Halten Sie ein Handtuch über die
Schienbeine gespannt und bauen Sie
Spannung zwischen Oberkörper und
Beinen auf.

3 Nun rollen Sie langsam Wirbel für
Wirbel ab, aber nur so weit, wie die
Füße fest auf dem Boden bleiben
und Sie die Haltespannung kontrollieren können. Das Kinn geht dabei
leicht zur Brust.

4 Kurz halten, dann rollen Sie langsam und ohne Schwung wieder auf.

5 Wiederholen Sie die Übung 20 Mal.

RICHTIG ÜBEN
Versuchen Sie, die Schul-
tern locker zu lassen, ziehen
Sie den Nabel ein. Machen
Sie die Bewegung langsam,
aber kontrolliert, ohne zu
»plumpsen«.

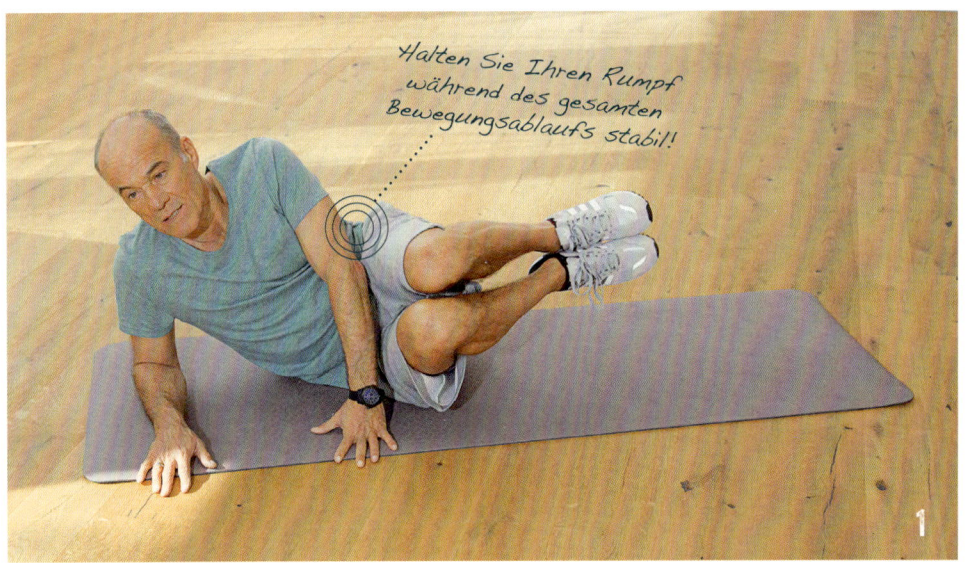

Halten Sie Ihren Rumpf während des gesamten Bewegungsablaufs stabil!

SCHRÄGES KNIEZIEHEN

Kräftigung der schrägen und seitlichen Bauchmuskulatur

1 Sie sitzen schräg auf der seitlichen Gesäßhälfte und stützen sich auf Unterarm und Hand. Die obere Hüfte ist geöffnet, die obere Pobacke »schwebt«. Die Knie sind angezogen, der Rumpf durch die Bauchspannung leicht aufgerichtet.

2 Nun strecken Sie die Beine parallel langsam nach schräg oben aus und ziehen sie wieder an. Hüfte und Rumpf bleiben dabei möglichst ruhig.

3 Wiederholen Sie die Übung 15 Mal auf jeder Seite.

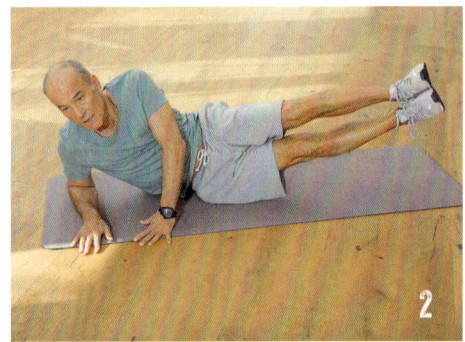

RICHTIG ÜBEN

Ziehen Sie den Bauch während der kompletten Übung nach innen und halten Sie die Schultern trotz des Stützens ganz bewusst unten.

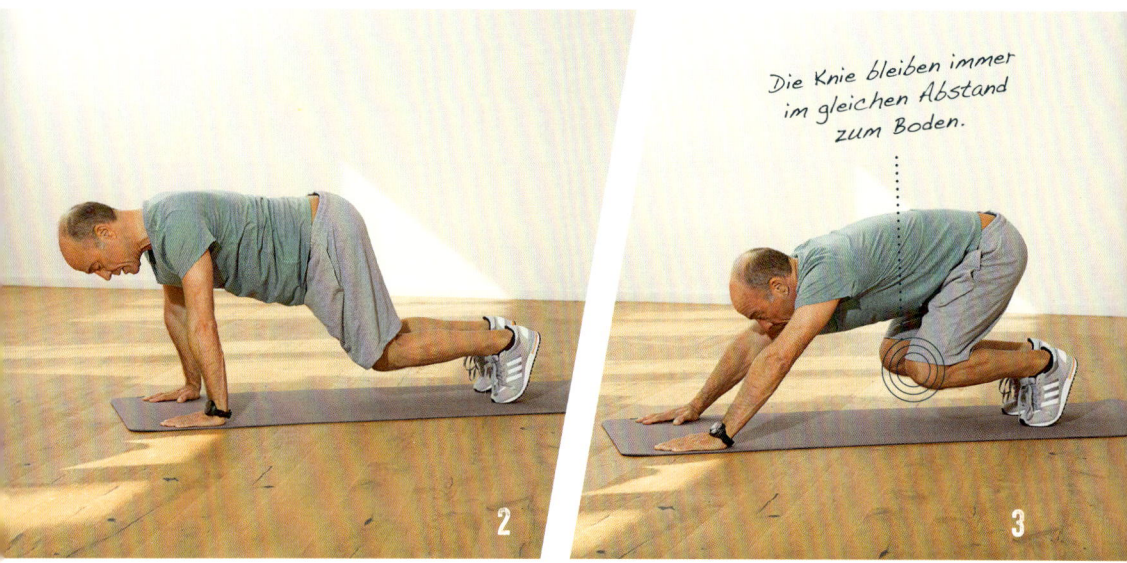

Die Knie bleiben immer im gleichen Abstand zum Boden.

VIERFÜSSLER-SCHIEBEN

Allgemeine Kräftigung und Stabilisierung

1 Knien Sie sich auf Hände und Zehen in den Vierfüßlerstand.

2 Stellen Sie die Zehen auf und heben Sie die Knie.

3 Schieben Sie sich so weit nach hinten, bis das Gesäß knapp über den Fersen schwebt und die Hände langestreckt nach vorne stützen. Der Nacken ist immer lang und gerade.

4 Nun schieben Sie Po und Rumpf so weit nach vorne, bis die Schultern vor die Hände kommen, halten Sie den unteren Rücken mit der Bauchspannung stabil.

5 Gehen Sie wieder zurück in die Anfangsstellung und wiederholen Sie die Übung 20 Mal.

RICHTIG ÜBEN
Achten Sie darauf, die Schultern nicht zu den Ohren zu ziehen.

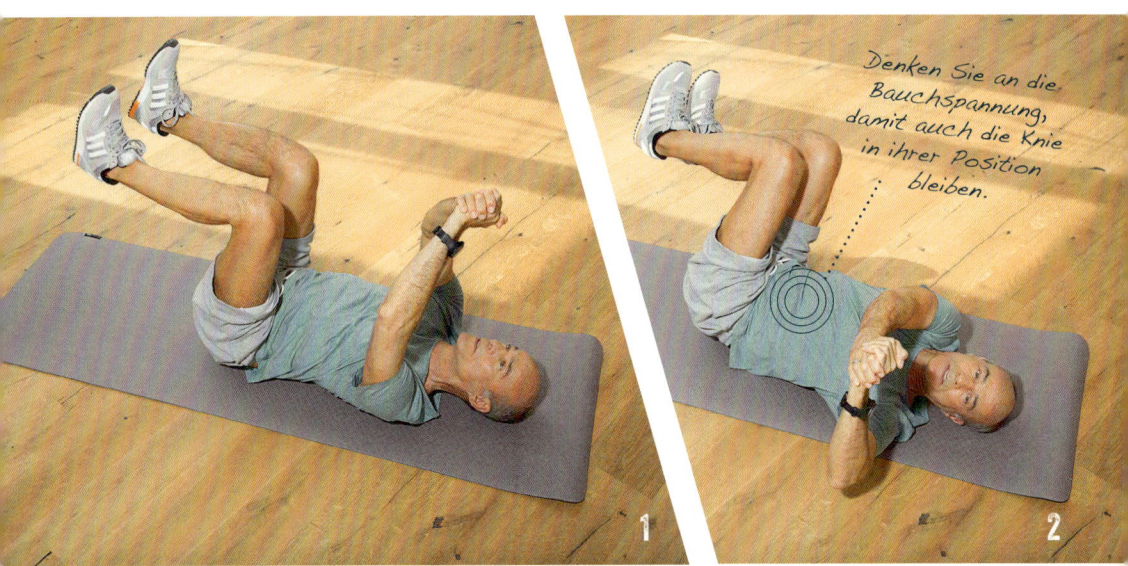

Denken Sie an die Bauchspannung, damit auch die Knie in ihrer Position bleiben.

LIEGENDE ROTATION

Kräftigung und Stabilisierung
des Rumpfes, Beweglichkeit von
Schultern und Becken

1 Heben Sie in der Rückenlage die
Beine im rechten Winkel an, die
Unterschenkel sind mindestens pa-
rallel zum Boden. Halten Sie die
Beine mit Ihrer Bauchspannung in
dieser Position. Heben Sie die Arme
mit verschränkten Fingern über Ihre
Schultern nach oben.

2 Drehen Sie nun in einer gegen-
gleichen Rotation die Beine zur einen
Seite, die verschränkten Arme zur
anderen, bis ein Ellbogen auf dem
Boden aufliegt. Hüfte und Schultergürtel bewegen sich dabei mit.

3 Drehen Sie dann Beine und Arme
auf die jeweils andere Seite.

4 Starten Sie langsam und mit kleinen Bewegungen, wiederholen Sie
die Übung 15 Mal.

RICHTIG ÜBEN
Achten Sie darauf, die Beine
im 90-Grad-Winkel zu halten.

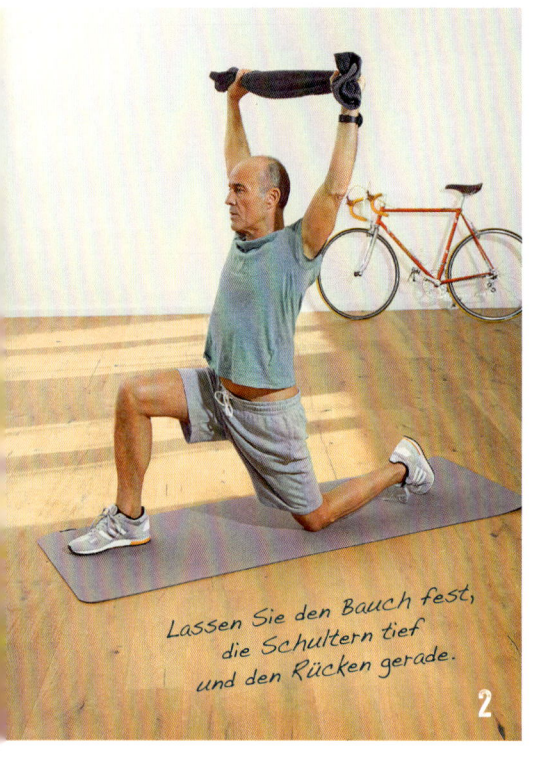

Lassen Sie den Bauch fest, die Schultern tief und den Rücken gerade.

2

STRETCHING 1

Dehnung von Hüfte, Oberschenkel-Vorderseite und Schultergürtel

1 Sie knien im großen Ausfallschritt: Der rechte Fuß befindet sich vorne, das Knie über der Ferse, das linke Bein ist möglichst lang nach hinten gestreckt. Sie spannen zwischen den Händen ein Handtuch und strecken die Arme über den Kopf nach oben.

2 Schieben Sie nun die Hüfte sanft nach vorne, bis Sie eine spürbare Dehnung im Oberschenkel und in der Hüfte erreichen. Verstärken Sie den Zug auf das Handtuch, die Arme ziehen leicht nach hinten, der Schultergürtel öffnet sich.

3 Halten Sie diese Position etwa 40 Sekunden. Wiederholen Sie die Übung auf der anderen Seite.

RICHTIG ÜBEN
Atmen Sie gleichmäßig, bei jeder Ausatmung verstärken Sie die Dehnung ein wenig.

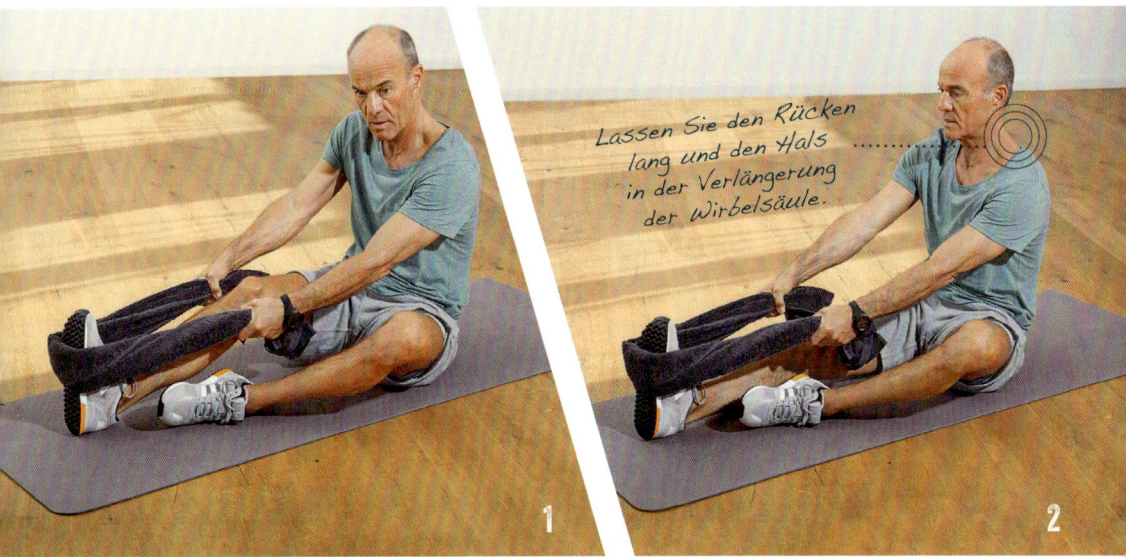

Lassen Sie den Rücken lang und den Hals in der Verlängerung der Wirbelsäule.

STRETCHING 2

Dehnung von Hüfte und
Bein-Rückseite

1 Sie sitzen, das rechte Bein zeigt lang nach vorne, das linke ist angewinkelt mit der Fußsohle an der Innenseite des rechten Beins. Das linke Knie ist aufgeklappt in Richtung Boden. Sie legen nun ein Handtuch über die rechte Fußsohle und fassen es fest mit beiden Händen.

2 Strecken Sie dann das rechte Bein und ziehen Sie gleichzeitig den Oberkörper so weit nach vorne, wie Sie den Rücken lang halten können. Lassen Sie das linke Knie möglichst noch weiter absinken.

3 Achten Sie darauf, trotz Spannung in den Armen die Schultern tief zu lassen.

4 Halten Sie diese Position etwa 40 Sekunden und wechseln Sie dann die Seite.

RICHTIG ÜBEN
Dehnen Sie bei jeder Ausatmung ein wenig mehr und spüren Sie nach.

TRAINING 2 – FÜR TRAINIERTE UND FORTGESCHRITTENE

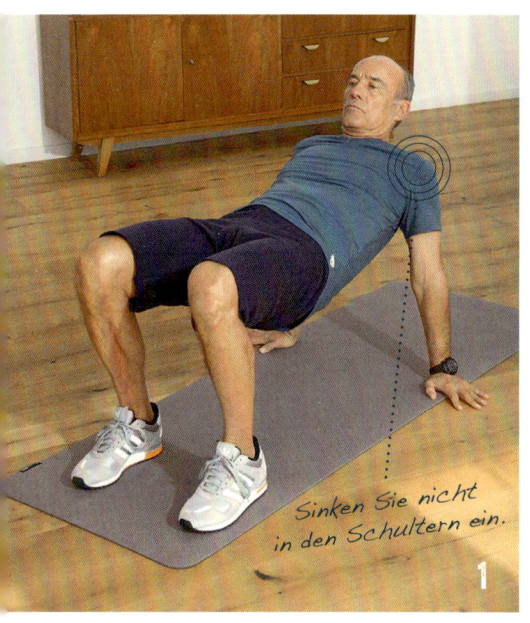

Sinken Sie nicht in den Schultern ein.

1

den Schultern, die Finger zeigen nach außen in Richtung der Füße. Die Schultern bleiben tief, die Brust ist angehoben, die Füße befinden sich unter den Knien.

2 Nun heben Sie die linke Hand und das rechte Bein vom Boden und führen Hand und Knie zusammen. Die Bauchspannung hält das Gesäß dabei in der Luft.

3 Machen Sie die Übung im Wechsel je 15 Mal.

HAND AN KNIE

Stabilisierung und Kräftigung des ganzen Körpers

1 Sie kommen in den umgekehrten Liegestütz und heben das Gesäß mit Bauchspannung vom Boden ab. Dabei befinden sich die Arme unter

RICHTIG ÜBEN

Achten Sie auf einen festen Stand Ihrer Füße, um eine stabile Position zu erreichen, und drücken Sie die Brust nach vorne.

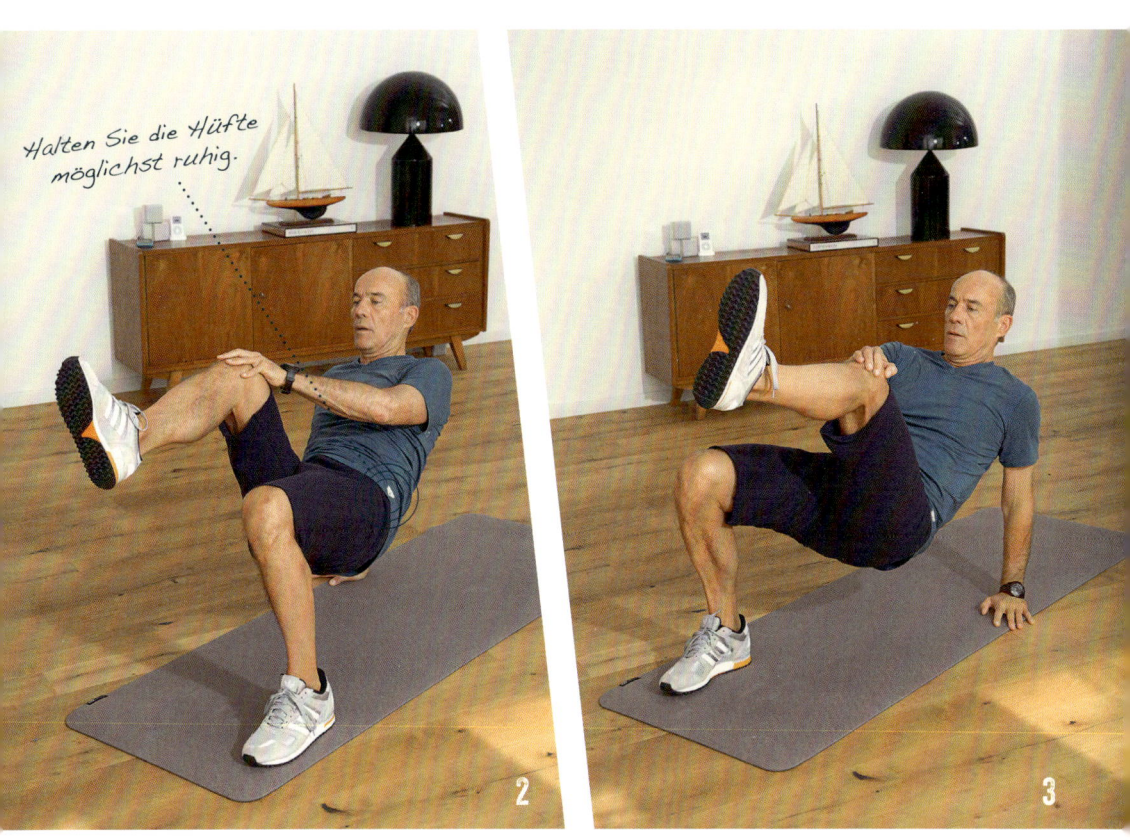

Halten Sie die Hüfte möglichst ruhig.

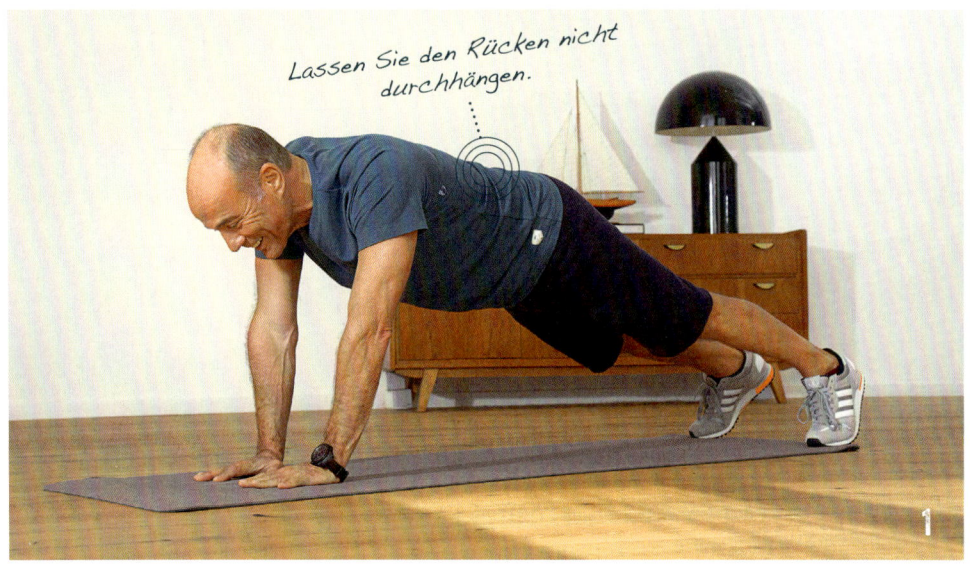

Lassen Sie den Rücken nicht durchhängen.

HEBEL-LIEGESTÜTZ

Allgemeine Stabilisierung,
Kräftigung von Rumpf und Schulter

1 Die Ausgangsposition ist die Lie-
gestützstellung, dabei befinden sich
die Hände unter den Schultern, der
Rücken ist lang. Ziehen Sie Ihren
Bauchnabel nach innen. Die Beine
sind leicht geöffnet.

2 Nun heben Sie abwechselnd Ihre
linke und die rechte Hand und ziehen
sie mit dem Ellbogen nach oben.

3 Wiederholen Sie die Übung mit
jeder Hand 15 Mal.

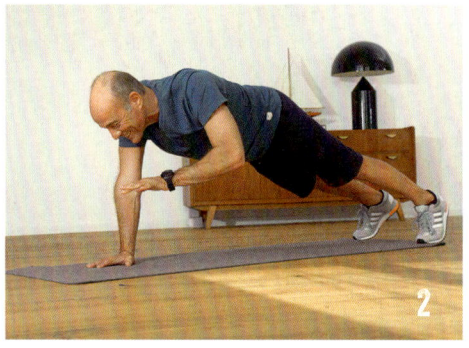

RICHTIG ÜBEN

Sie erreichen mehr Stabilität,
wenn Sie die Beine weiter
öffnen. Ziehen Sie die Schulterblätter bewusst nach unten.
Halten Sie das Becken ruhig
und gerade, ohne die Hüfte
aufzudrehen.

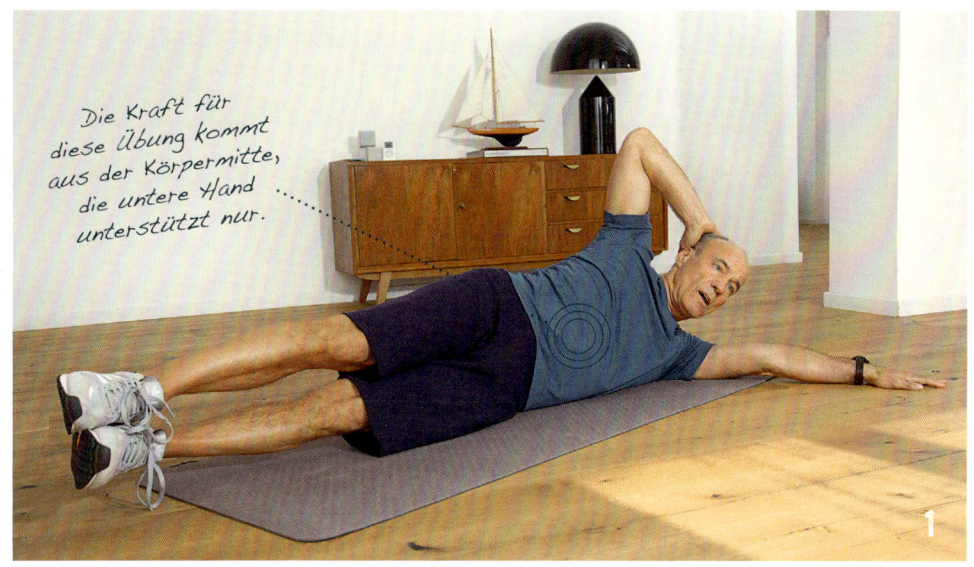

Die Kraft für diese Übung kommt aus der Körpermitte, die untere Hand unterstützt nur.

SEITLICHES ZUSAMMENFALTEN

Kräftigung der schrägen Bauchmuskulatur und Stabilisierung des
Rumpfs

1 Sie liegen ausgestreckt auf der
Seite, der untere Arm ist nach vorne
abgelegt, die obere Hand liegt am
Kopf an.

2 Nun heben Sie gleichzeitig die
Beine und den Oberkörper mit dem
Kopf an und ziehen sie nach oben
zusammen. Ellbogen und Schulter
lösen sich vom Boden, die untere
Hand stabilisiert die Haltung. Die
Beine sind vom Boden abgehoben,
die obere Hüfte geht leicht mit.

3 Halten Sie Ihren Kopf in Verlängerung der Wirbelsäule und drücken
Sie ihn nicht nach vorne.

4 Wiederholen Sie die Übung 15 Mal,
dann wechseln Sie die Seite.

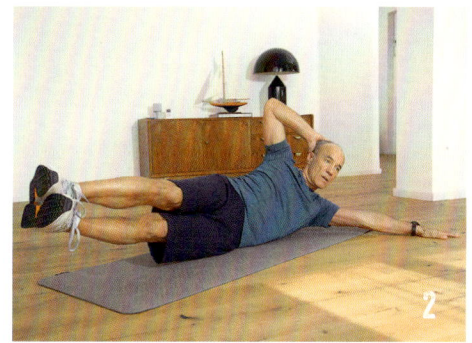

RICHTIG ÜBEN

Lassen Sie den oberen Ellbogen
geöffnet, aber kippen Sie die
Hüfte nur leicht nach hinten.

KNIE-NASE-BALANCE

Stabilisierung, Rückendehnung und Kräftigung der Rücken-, Bein- und Gesäßmuskulatur

1 Sie stehen im großen Ausfallschritt, die hintere Ferse ist während der gesamten Übung vom Boden gelöst. Die Hände sind hinter dem Kopf verschränkt, die Ellbogen nach außen geöffnet. Oberkörper und Kopf sind gerade und in einer Linie, der Bauch ist fest.

2 Nun heben Sie Ihr hinteres Bein an und ziehen es in Richtung Kinn, gleichzeitig runden Sie den Oberkörper nach vorne, das Standbein bleibt gebeugt.

3 Anschließend setzen Sie den hinteren Fußballen wieder in der Anfangsposition ab und richten den Oberkörper auf.

4 Wiederholen Sie die Übung 15 Mal und wechseln Sie dann die Seite.

VARIANTE: KNIE-NASE-BALANCE MIT ROTATION

Kräftigung der Bein- und Gesäßmuskulatur, Rotation der Wirbelsäule

1 Nehmen Sie die Ausgangsposition wie in der vorigen Übung ein.

2 Mit dem Beugen der Beine rotiert der aufrechte Oberkörper mit dem Kopf zum hinteren Bein und beim Strecken der Beine wieder zurück zur Ausgangsposition. Die Ellbogen bleiben dabei geöffnet, die Bauchspannung hält die Wirbelsäule lang und das Becken stabil.

3 Wiederholen Sie die Übung 15 Mal und wechseln Sie dann die Seite.

RICHTIG ÜBEN
Richten Sie im Ausfallschritt den Rumpf auf und schieben beide Hüftknochen nach vorne, blicken Sie gerade nach vorne.

RICHTIG ÜBEN
Bewegen Sie zuerst den Kopf nicht und richten Sie den Blick nach vorne.

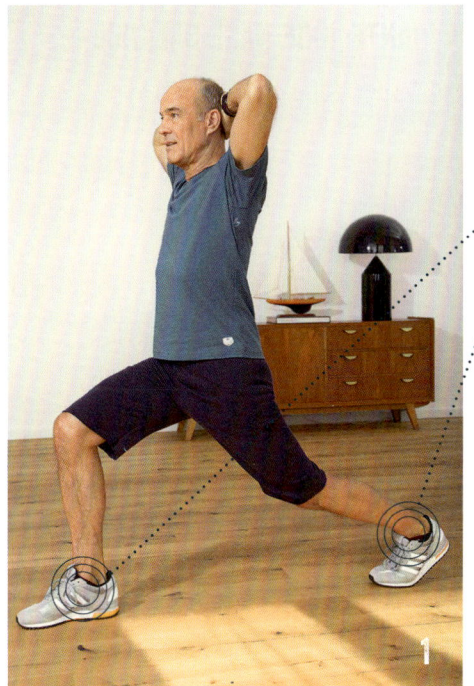

Halten Sie die Füße parallel – die hintere Ferse nicht verdrehen! – und lassen Sie das Standbein immer gebeugt.

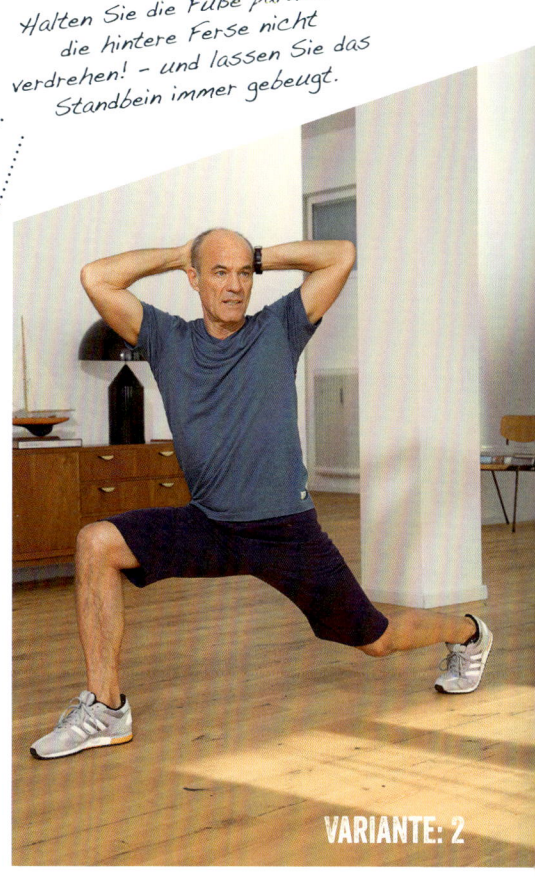

VARIANTE: 2

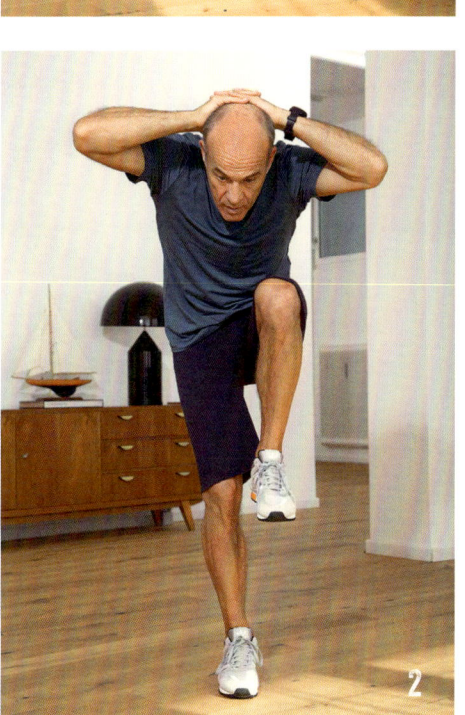

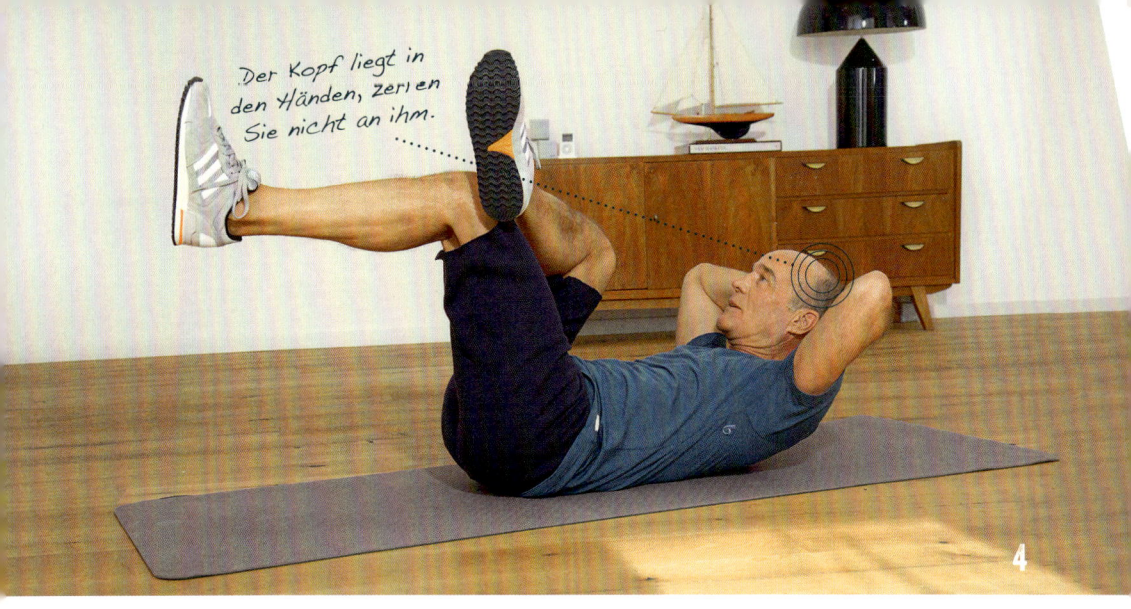

Der Kopf liegt in den Händen, zerren Sie nicht an ihm.

4

BECKEN AUFROLLEN

Beweglichkeit der Wirbelsäule, Kräftigung der geraden Bauchmuskulatur

1 Sie kommen in die Rückenlage, die Füße stehen hüftbreit leicht angewinkelt, die Hände sind am Kopf. Schlagen Sie das rechte Bein über das linke und legen Sie den Fußknöchel auf dem linken Knie ab. Das rechte Knie zeigt nach außen.

2 Heben Sie beide Beine in dieser Position an, bis sie sich über der Hüfte befinden.

3 Heben Sie Kopf und Schultern leicht vom Boden.

4 Nun ziehen Sie mit dem Oberkörper zum Knöchel und mit dem Knöchel in Richtung Nase, bis der Rumpf angehoben und das Becken aufgerollt ist.

5 Gehen Sie kontrolliert in die Ausgangsposition zurück. Wiederholen Sie die Übung 15 Mal auf jeder Seite.

RICHTIG ÜBEN

Achten Sie auf eine langsame gleichmäßige Bewegung beim Zusammenrollen und legen Sie Ihre Aufmerksamkeit auf das Aufrollen des Beckens. Trainieren Sie kontrolliert und »plumpsen« Sie nicht auf die Matte.

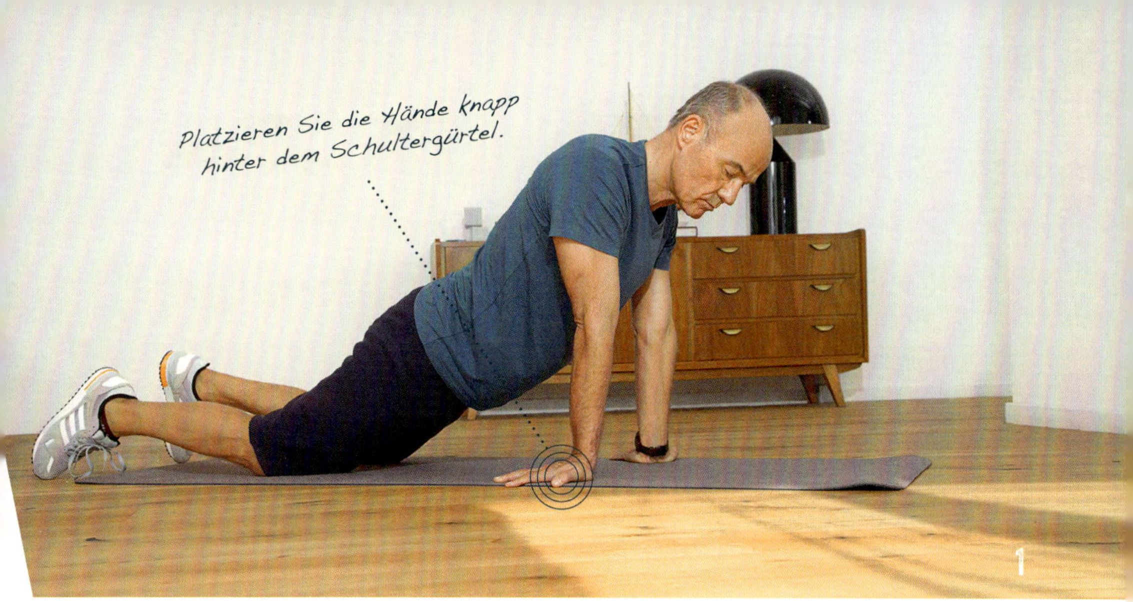

Platzieren Sie die Hände knapp hinter dem Schultergürtel.

1

BIZEPS-LIEGESTÜTZ

Ganzkörperübung, Kräftigung der Schulter- und Bizeps-Muskulatur

1 Gehen Sie in die Liegestützposition mit abgestützten Knien. Die Hände befinden sich neben dem Bauch, die Finger zeigen in Richtung Füße. Der Bauch ist nach innen gezogen, Wirbelsäule und Nacken bilden eine Linie, Blick zum Boden.

2 Beugen und strecken Sie nun die Arme. Die Ellbogen zeigen dabei nach hinten, der Rücken bleibt gerade.

3 Wiederholen Sie die Übung 20 Mal.

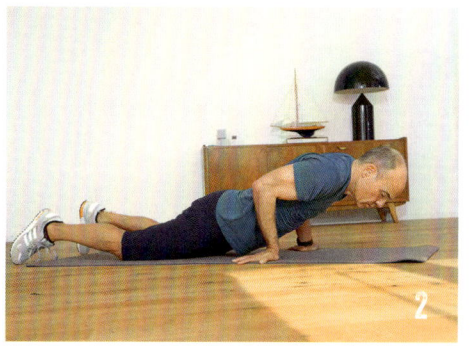

2

RICHTIG ÜBEN

Halten Sie die Schultern hinten unten und den Nacken gerade. Lassen Sie den Rücken nicht durchhängen. Zur Intensivierung der Übung können Sie die Knie zusätzlich vom Boden lösen.

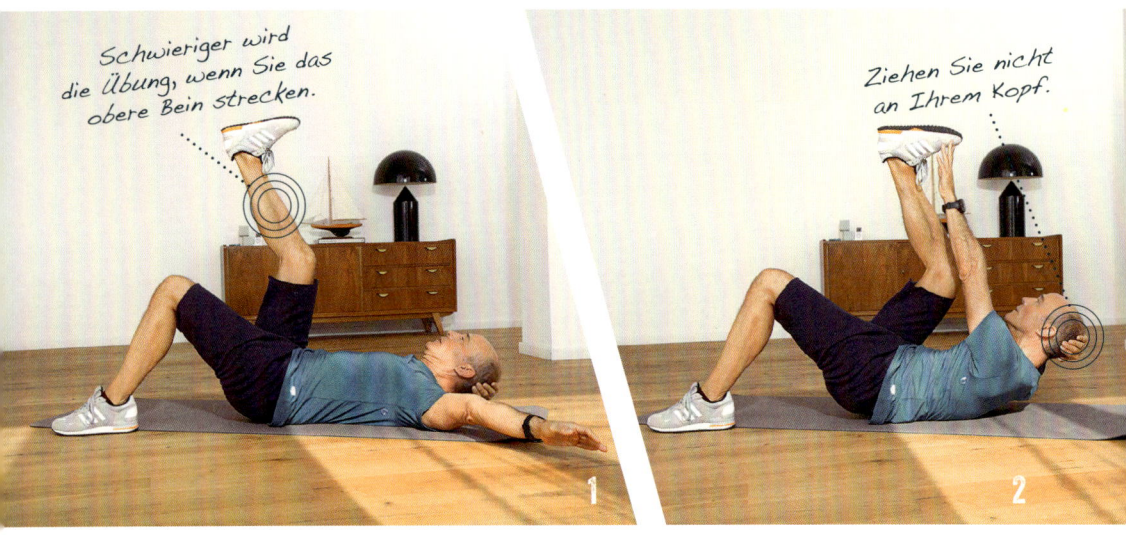

KLEINER STERN

Kräftigung der schrägen Bauchmuskeln, Dehnung der Beinrückseite

1 Gehen Sie in die Rückenlage, das linke Bein ist aufgestellt, das rechte nach oben ausgestreckt, die Oberschenkel sind parallel zueinander. Der linke Arm liegt nach oben ausgestreckt auf dem Boden, die rechte Hand berührt das rechte Ohr. Der Kopf ist leicht angehoben.

2 Führen Sie nun in einer weiten Bewegung den rechten Arm und das linke Bein zusammen, bis sie sich berühren. Arm und Bein bleiben dabei möglichst gestreckt, der Fuß ist angezogen. Der Blick geht Richtung Fuß.

3 Gehen Sie langsam wieder in die Ausgangsposition zurück und wiederholen die Übung 20 Mal. Wechseln Sie die Seite.

RICHTIG ÜBEN
Bewegen Sie wirklich Bein und Rumpf gleichzeitig aufeinander zu. Bei Schwierigkeiten beugen Sie das Bein leicht. Machen Sie die Übung kontrolliert mit Kraft, nicht mit Schwung.

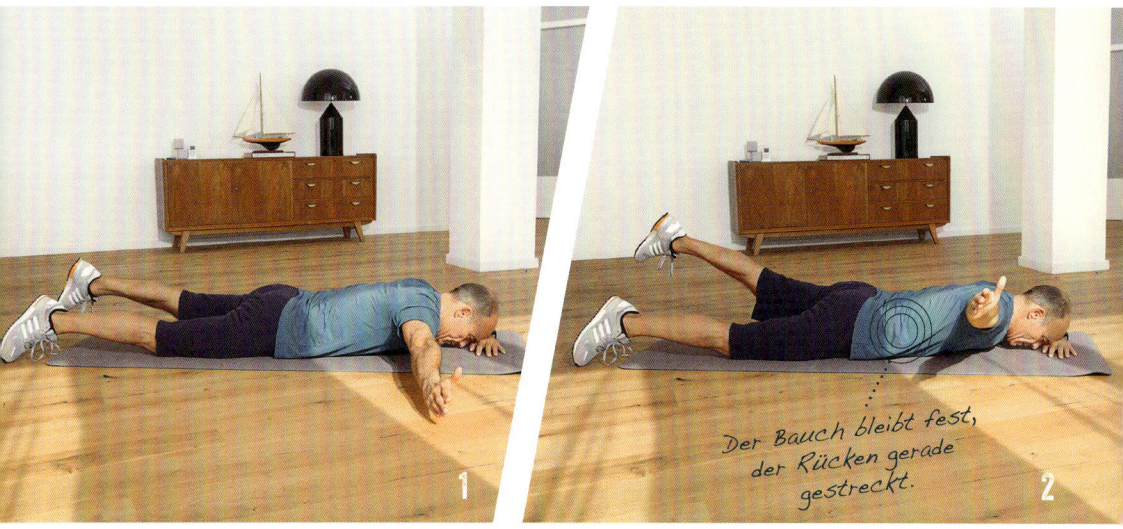

Der Bauch bleibt fest, der Rücken gerade gestreckt.

DIAGONALHEBEN

Kräftigung der Rückenmuskulatur

1 Sie liegen auf dem Bauch. Der rechte Arm ist seitlich ausgestreckt, der Daumen der rechten Hand zeigt nach oben. Die Stirn ruht auf der linken Hand. Die Schultern sind locker. Ziehen Sie Ihren Bauchnabel nach innen.

2 Heben Sie nun gleichzeitig den rechten Arm und das linke Bein an. Becken und Rumpf bleiben stabil, die Schultern tief. Drücken Sie das Becken während der Übung gegen den Boden, den Bauch weg vom Boden. Gehen Sie zurück in die Ausgangsposition.

3 Wiederholen Sie die Bewegung im Wechsel 15 Mal auf jeder Seite.

RICHTIG ÜBEN

Lassen Sie Ihr Schulterblatt arbeiten, nicht den Nacken. Achten Sie darauf, die Schultern hinten zu halten. Die Ganzkörperspannung ist bei dieser Übung wichtiger als der Raumgriff der Bewegung.

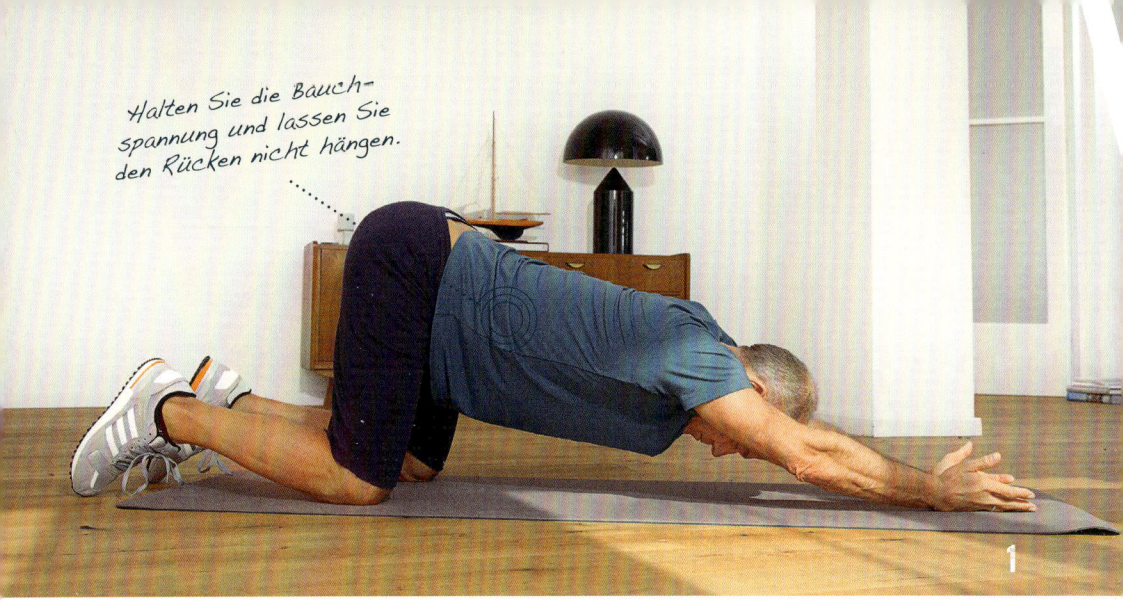

Halten Sie die Bauch-
spannung und lassen Sie
den Rücken nicht hängen.

STRETCHING 1

Dehnung der Arme, der Schultern
und des Rückens

1 Sie befinden sich im Kniestand
und legen Ihren Oberkörper nach
vorne ab. Die Arme sind weit nach
vorne gestreckt, die Handflächen zeigen nach oben. Drehen Sie die Daumen nach außen, lassen Sie den Kopf
und den Nacken locker. Die Bauchmuskulatur ist angespannt.

2 Schieben Sie nun Ihr Gesäß so
weit wie möglich nach hinten, ohne
die Fersen zu berühren. Die Hände
bleiben auf dem Boden und streben
nach vorne, die Ellbogen sind leicht
vom Boden gelöst.

3 Atmen Sie gleichmäßig in die Dehnung und bleiben Sie 40 Sekunden in
dieser Position.

RICHTIG ÜBEN

Spüren Sie beim Ausatmen,
wie Rücken und Arme länger
werden. Die Daumen streben
nach außen, die Schultern
bleiben locker.

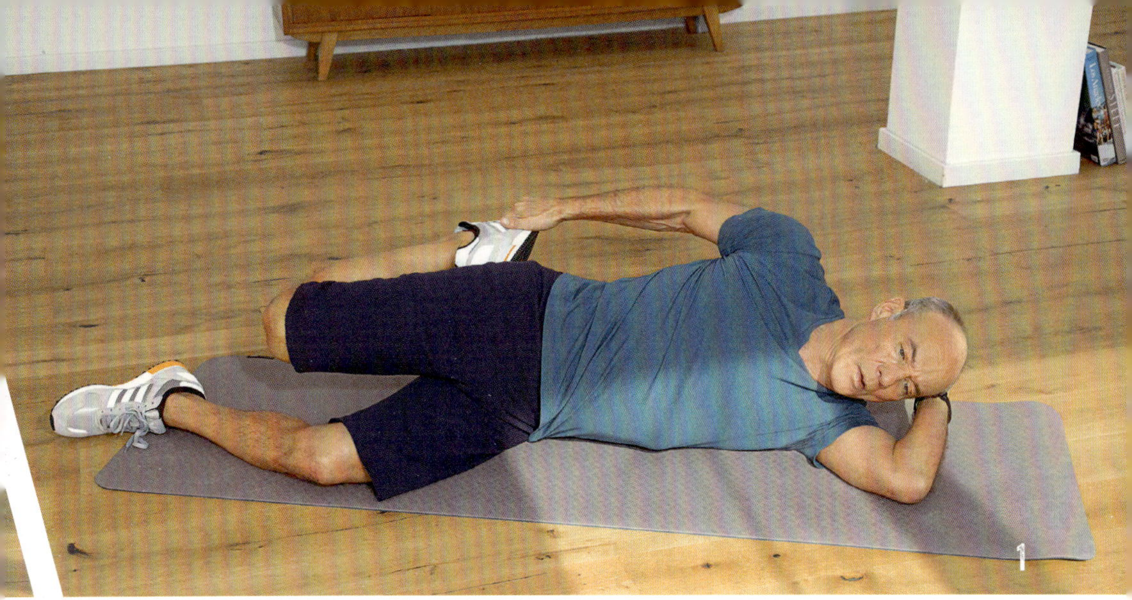

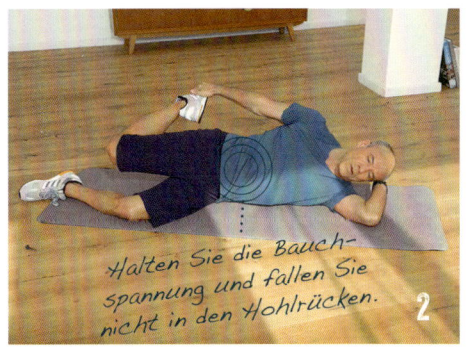

STRETCHING 2

Dehnung der Hüfte und der Oberschenkel

1 Sie liegen auf der Seite mit dem Kopf auf dem angewinkelten Arm. Das untere Bein ist leicht gebeugt und liegt bequem. Winkeln Sie das obere Bein nach hinten ab und fassen den gestreckten Fuß mit der freien oberen Hand.

2 Schieben Sie Ihre Hüfte nach vorne und ziehen Sie den Fuß nach hinten soweit wie möglich weg vom Gesäß. Der Bauch ist fest. Sie spüren die Dehnung in der Oberschenkelvorderseite und Hüfte.

3 Atmen Sie gleichmäßig in die Dehnung und bleiben Sie 40 Sekunden in dieser Position.

4 Kommen Sie langsam zurück und wechseln Sie die Seite.

Halten Sie die Bauchspannung und fallen Sie nicht in den Hohlrücken.

RICHTIG ÜBEN

Spüren Sie beim Ausatmen, wie Oberschenkel und Hüfte nachgeben. Bringen Sie maximalen Abstand zwischen Gesäß und Fuß.

Lassen Sie den Rücken nie hängen.
2

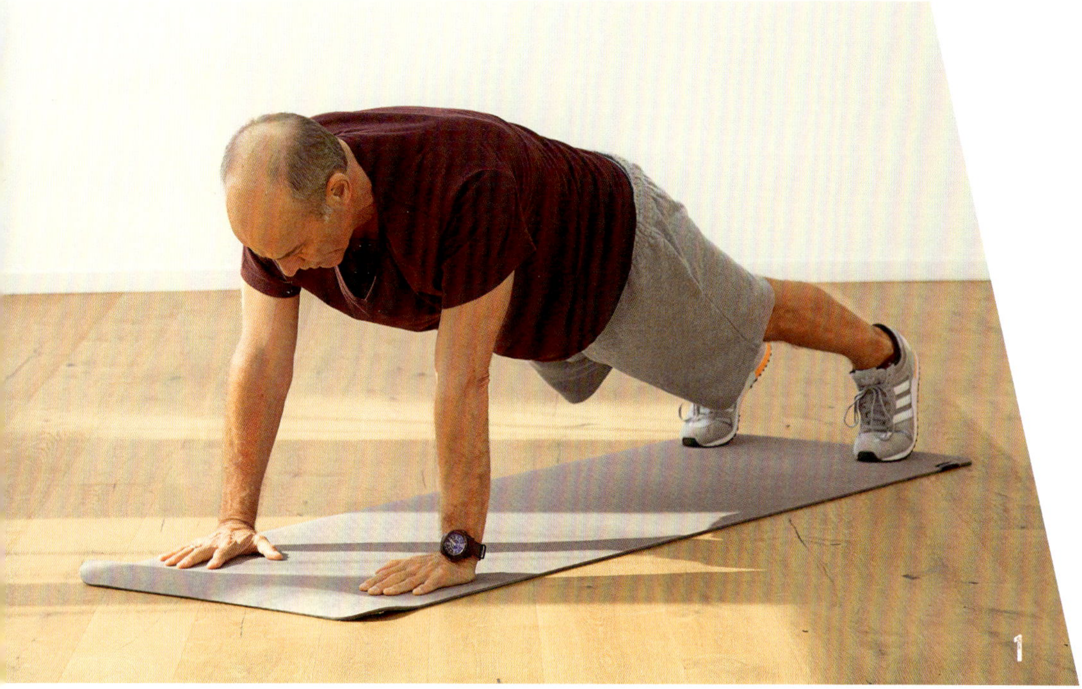

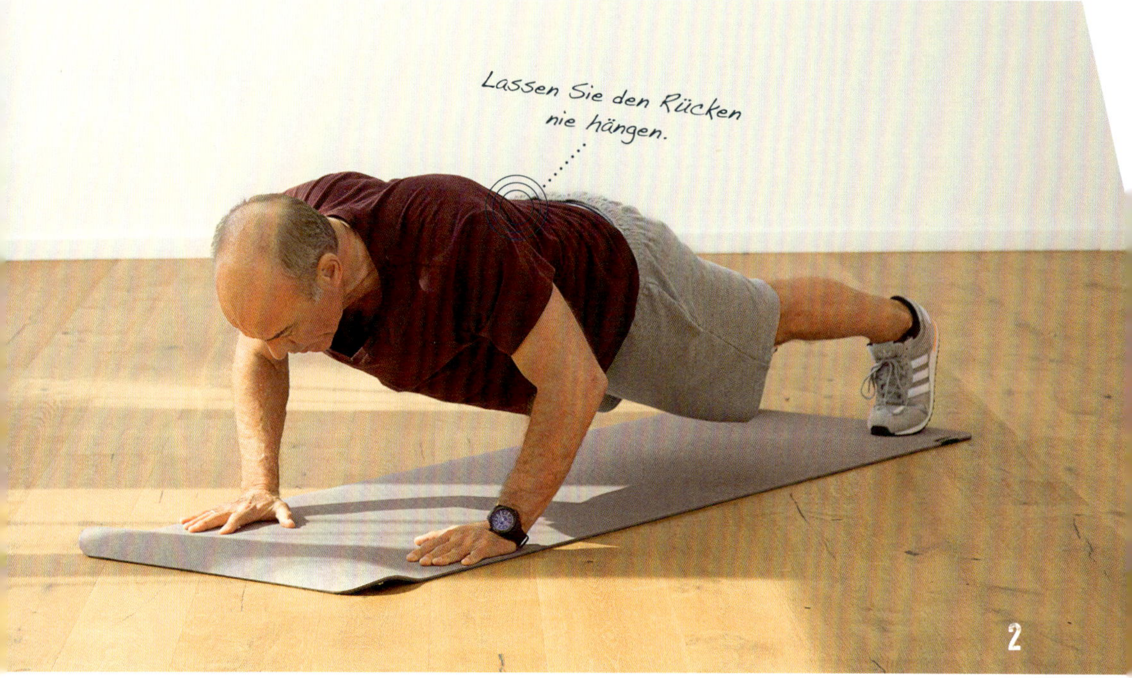

TRAINING 3 – FÜR CRACKS

LIEGE- UND SEITSTÜTZ

Ganzkörperkräftigung, Stabilisierung des Schultergürtels

1 Ihre Ausgangsposition ist der Liegestütz. Dabei sind die Hände unter den Schultern, der Rücken ist lang, der Kopf in Verlängerung der Wirbelsäule. Der Bauch ist fest, die Hüfte stabil, die Beine sind geöffnet.

2 Zuerst beugen Sie die Arme wie beim klassischen Liegestütz.

3 Beim Strecken der Arme heben Sie den linken Arm und das linke Bein und richten den ganzen Körper seitlich auf in die Streckung. Der rechte Fuß dreht dabei auf die Außenkante.

4 Kommen Sie langsam zurück in die Ausgangsposition und wechseln Sie über den tiefen Liegestütz (Bild 2) auf die andere Seite.

5 Wiederholen Sie die Übung insgesamt 20 Mal im Wechsel.

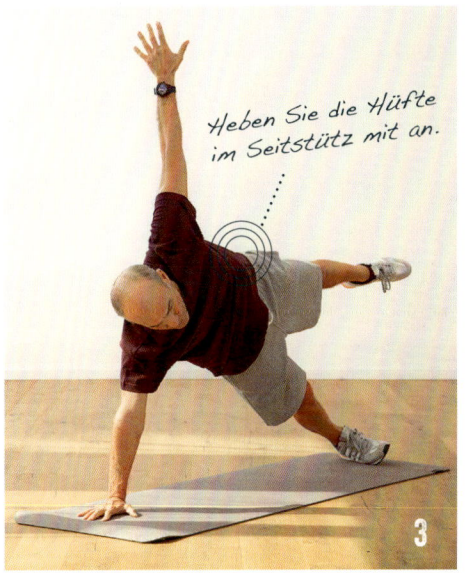

Heben Sie die Hüfte im Seitstütz mit an.

3

RICHTIG ÜBEN

Nehmen Sie zu Anfang die Positionen langsam ein. Lösen Sie, falls Ihnen die Übung schwerfällt, zuerst den Arm, dann das Bein vom Boden.

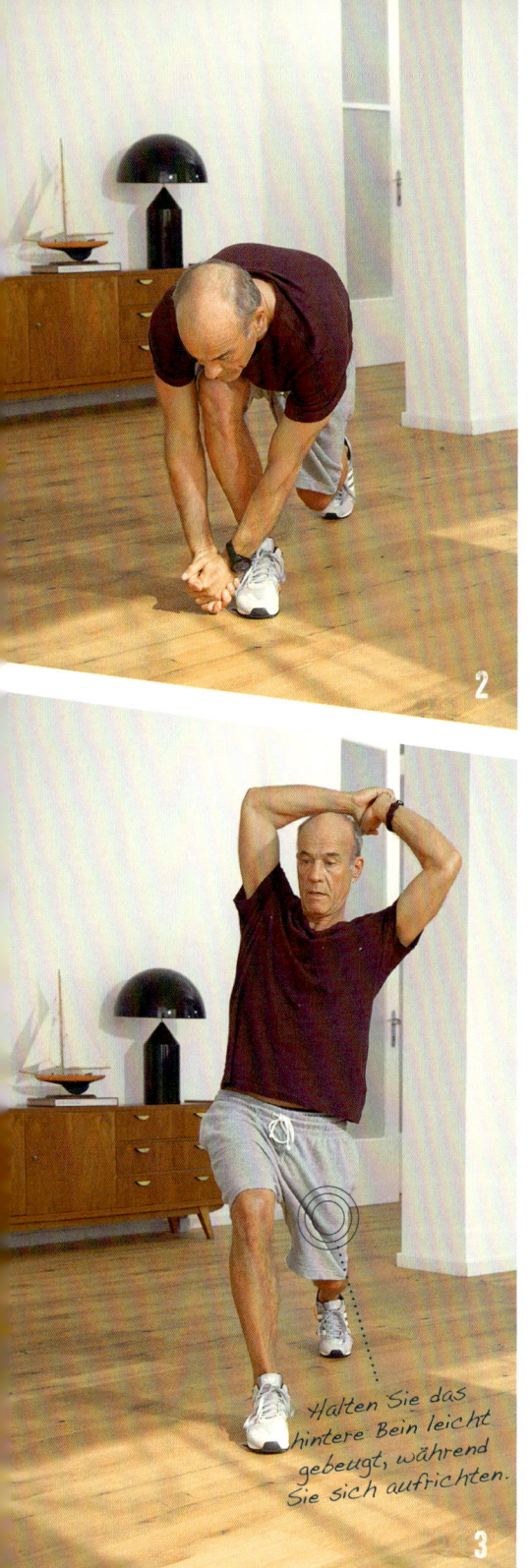

HOLZHACKERKNIEBEUGE

Allgemeine Stabilisierung und Koordination, Kräftigung der Bein- und Gesäßmuskulatur

1 Sie stehen mit einem Fuß vorne im großen Ausfallschritt. Die hintere Ferse ist während der gesamten Übung vom Boden gelöst. Die Beine sind gebeugt, wobei sich das vordere Knie maximal auf Höhe der Fußspitze befindet.

2 Senken Sie den Oberkörper nach vorne ab, verschränken Sie Ihre Hände und berühren Sie mit den Fingerknöcheln auf der Außenseite des vorderen Fußes den Boden.

3 Nun richten Sie sich aus den Beinen heraus auf — Oberkörper und Kopf sind fest — und beschreiben gleichzeitig mit den verschränkten Armen eine weite halbkreisförmige Bewegung nach rechts außen, als ob Sie zum Holzhacken ausholen wollten. Der Blick folgt Armen und Händen, der Bauch ist fest.

4 Gehen Sie zurück in die Anfangsposition. Wiederholen Sie die Übung 15 Mal auf jeder Seite.

RICHTIG ÜBEN

Konzentrieren Sie sich auf Ihre Bauchspannung und die Stabilität des Beckens. Die Hüfte bleibt parallel zu den Füßen, die Füße stehen parallel auf dem Boden.

Halten Sie das hintere Bein leicht gebeugt, während Sie sich aufrichten.

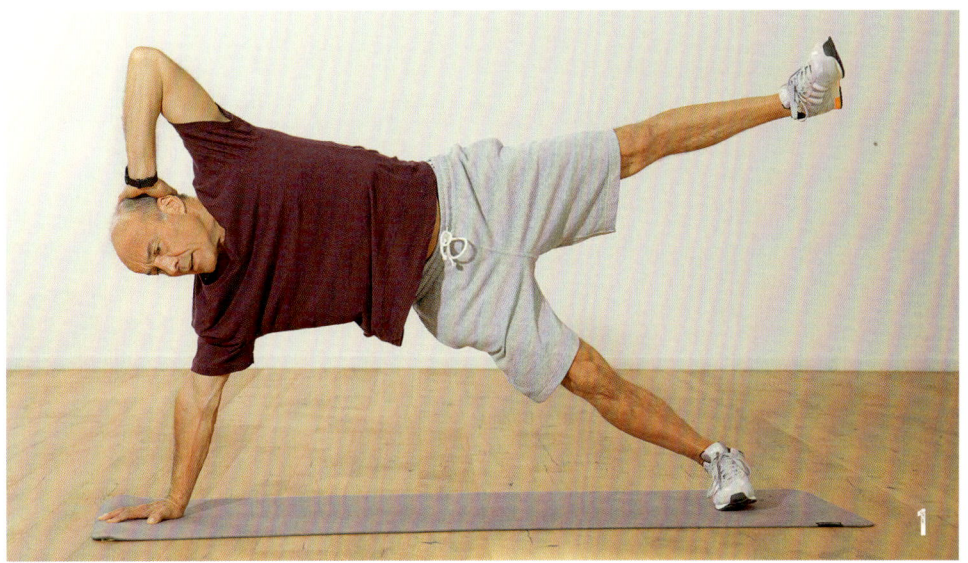

SEITSTÜTZ-CURL

Allgemeine Stabilisierung,
Kräftigung der Rumpfmuskulatur
und des oberen Rückens

1 Stemmen Sie sich auf Fuß und
Hand einer Seite in den Seitstütz,
der Körper ist gestreckt, der Kopf in
Verlängerung der Wirbelsäule. Der
Fuß steht mit der Außenkante fest
auf dem Boden, der Arm befindet
sich knapp vor der Schulter. Die freie
Hand liegt am Kopf, das freie Bein ist
leicht in die Luft gestreckt, die Hüfte
nach oben geschoben.

2 Ziehen Sie nun Ellbogen und Knie
zusammen, bis sie sich berühren, und
kommen Sie anschließend langsam
wieder in die Streckung.

3 Wiederholen Sie die Übung auf
jeder Seite 15 Mal.

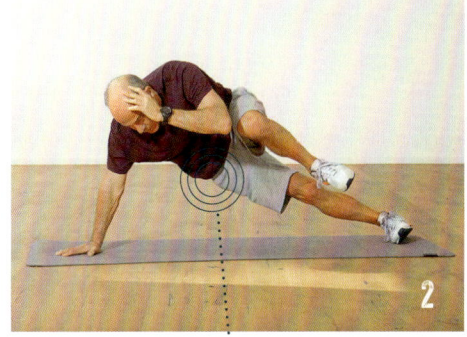

Achten Sie darauf,
die Hüfte nicht
absinken zu lassen.

RICHTIG ÜBEN
Pressen Sie den Standfuß fest
in den Boden und ziehen Sie
die Schulter nach unten, um
den Körper zu stabilisieren.

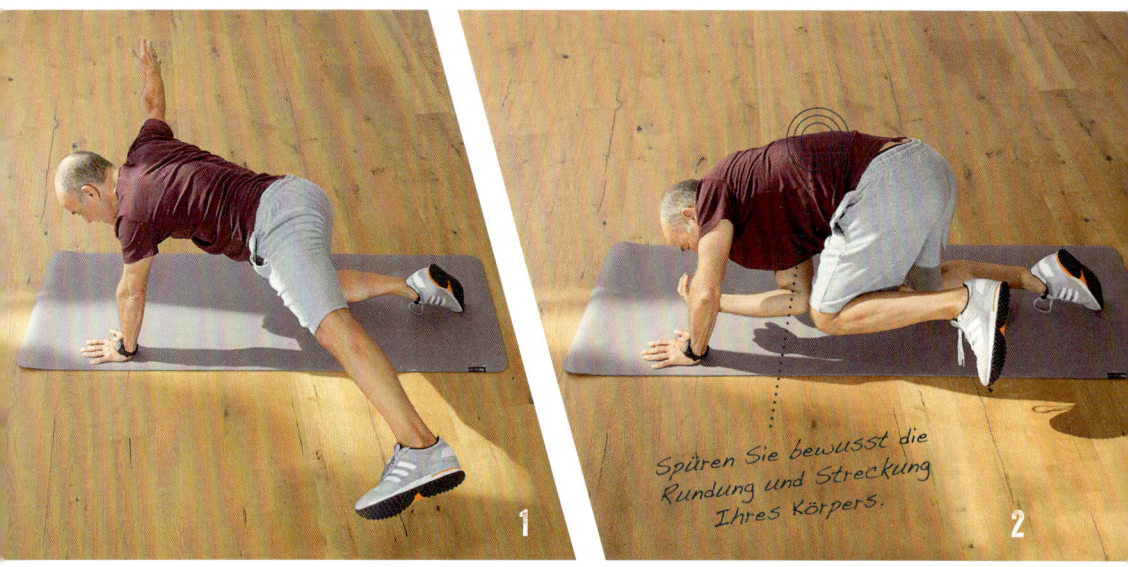

Spüren Sie bewusst die Rundung und Streckung Ihres Körpers.

1

2

KNIE-ELLBOGEN-ZIEHEN

Allgemeine Stabilisierung, Kräftigung der Rücken- und Gesäßmuskulatur

1 Sie knien im Vierfüßlerstand. Strecken Sie das linke Bein und den rechten Arm schräg zur Seite aus, sodass sie parallel zum Boden eine Diagonale bilden. Der Rücken ist lang, der Kopf befindet sich in Verlängerung der Wirbelsäule.

2 Nun ziehen Sie Ellbogen und Knie unter dem Körper zusammen, bis sich das Knie und der Ellbogen unter dem Körper berühren. Rollen Sie während der Bewegung Ihren Kopf und Ihren Rücken mit ein.

3 Gehen Sie wieder zurück in die Ausgangsposition und lassen Sie den ganzen Körper in der Streckphase lang werden.

4 Wiederholen Sie die Übung 15 Mal auf beiden Seiten.

RICHTIG ÜBEN

Sie können zur Vereinfachung das Bein auch zwischendurch kurz absetzen. Halten Sie aber die Bauchspannung fortwährend zur Stabilisierung aktiv. Achten Sie darauf, die Schulterblätter in der Streckphase nach hinten unten zu ziehen.

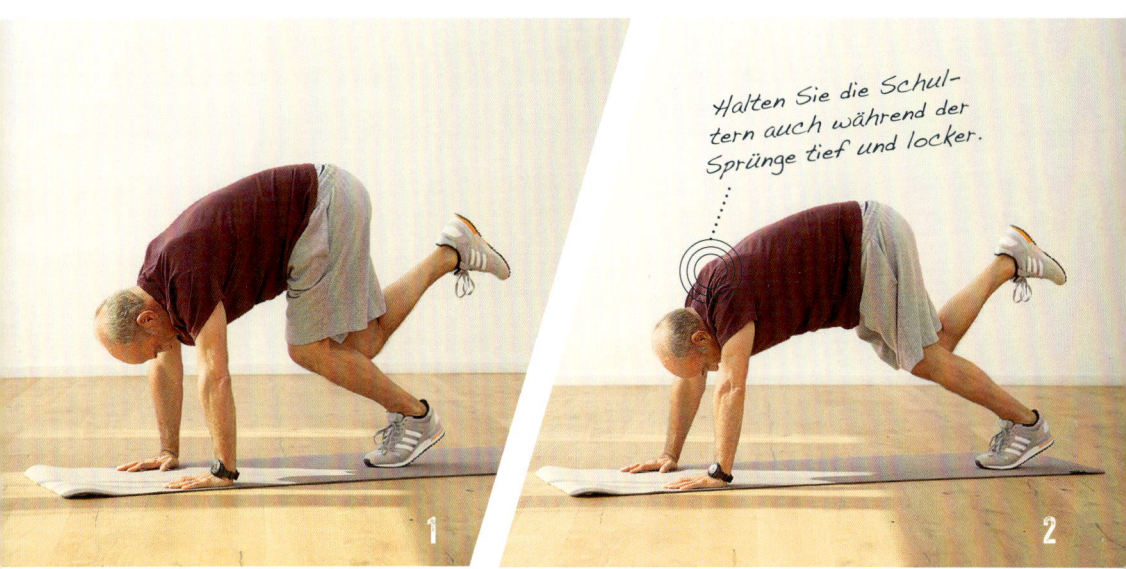

Halten Sie die Schultern auch während der Sprünge tief und locker.

BERGSTEIGER

Stärkung von Herz und Kreislauf, Kräftigung des Schultergürtels und der Beinmuskulatur

1 Sie stützen sich auf beide Arme und das linke Bein in einen Dreiecksstütz. Das Gesäß ist nach hinten angehoben, das rechte Bein ist ebenfalls leicht angehoben. Der Kopf befindet sich in Verlängerung der Wirbelsäule, der Blick geht nach unten oder leicht nach hinten. Ihre Hände sind fest auf dem Boden.

2 Springen Sie nun mit dem rechten Bein vor und wieder zurück, beginnen Sie klein und vergrößern dann Ihre Sprünge.

3 Wechseln Sie nach 15 Sprüngen das Bein und wiederholen Sie die Übung.

RICHTIG ÜBEN
Springen Sie leise, denn das schont Ihre Gelenke.

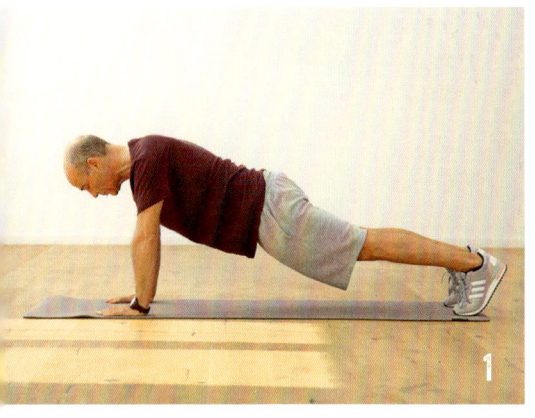

DIAGONALLIEGESTÜTZ

Kräftigung und Stabilisierung
des ganzen Körpers

1 Ihre Ausgangsposition ist der Liegestütz: Die Hände befinden sich
dabei direkt unter den Schultern, der
Rücken ist lang, der Kopf in Verlängerung der Wirbelsäule. Der Bauch
ist fest, um den Rücken zu stabilisieren. Die Beine sind geöffnet.

2 Heben Sie nun diagonal einen Arm
und ein Bein, bis Sie mit dem Rücken
eine Linie bilden. Halten Sie kurz die
Position und kommen zurück in die
Ausgangsstellung.

3 Wechseln Sie die Seite. Es bewegen sich nur Arme und Beine. Wiederholen Sie die Übung je 20 Mal.

RICHTIG ÜBEN

Aktivieren Sie Ihre Bauchspannung maximal, die Höhe der
Bewegung ist nicht so wichtig
wie ihre exakte Ausführung.
Ziehen Sie die Schulterblätter nach unten und halten Sie
Ihren Körper stabil.

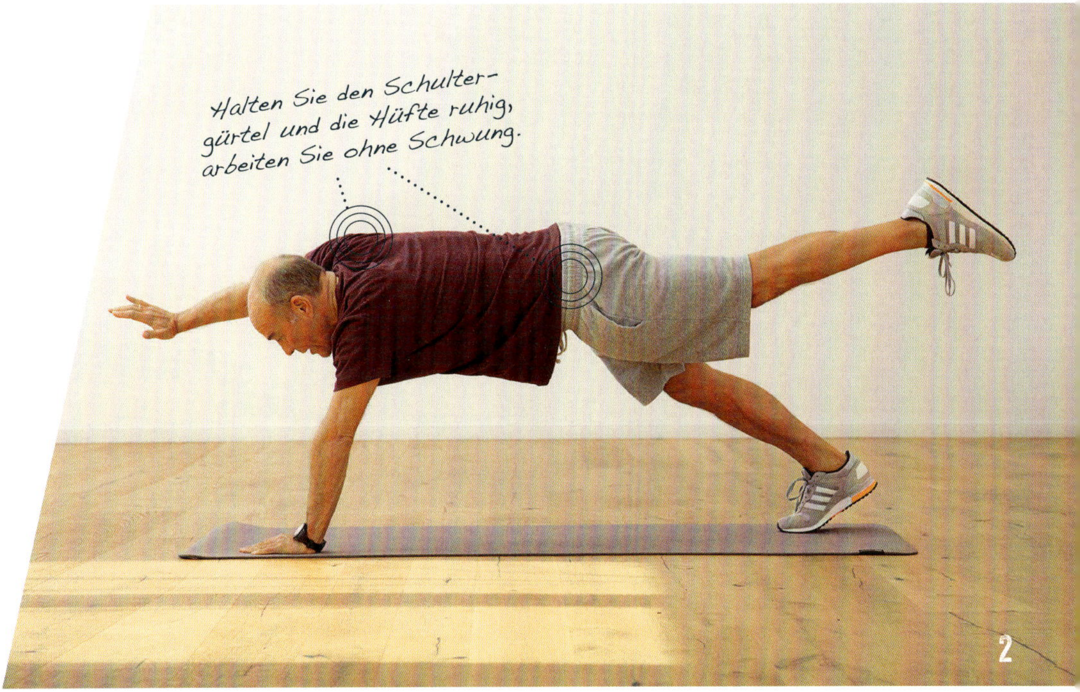

Halten Sie den Schultergürtel und die Hüfte ruhig, arbeiten Sie ohne Schwung.
2

3

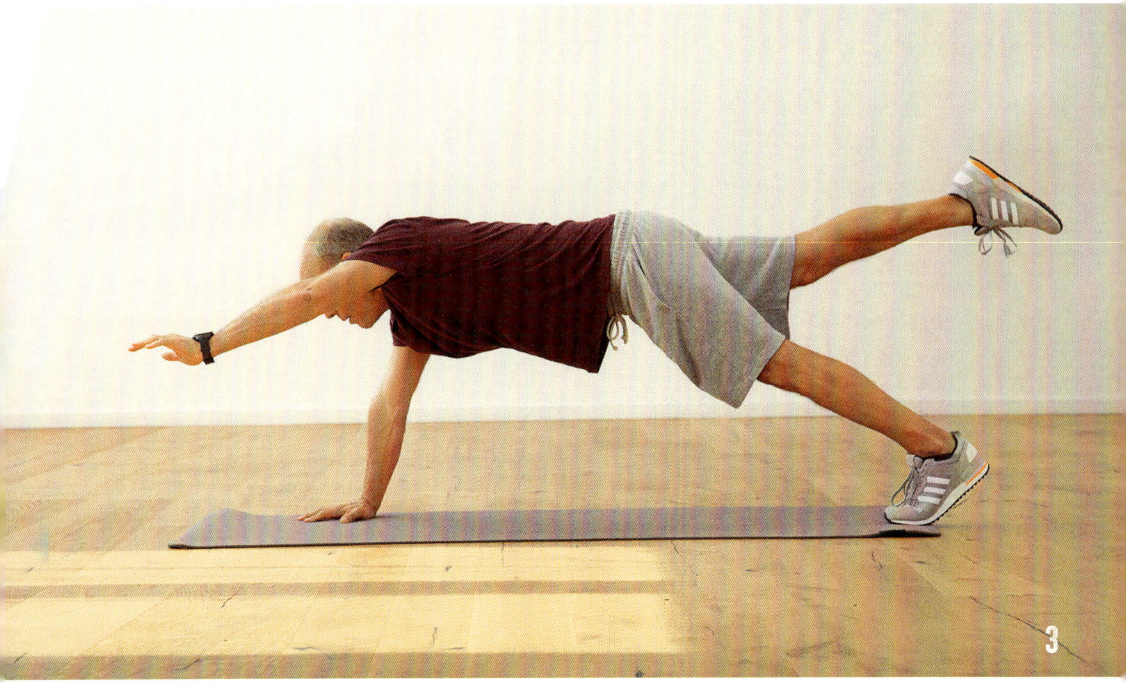

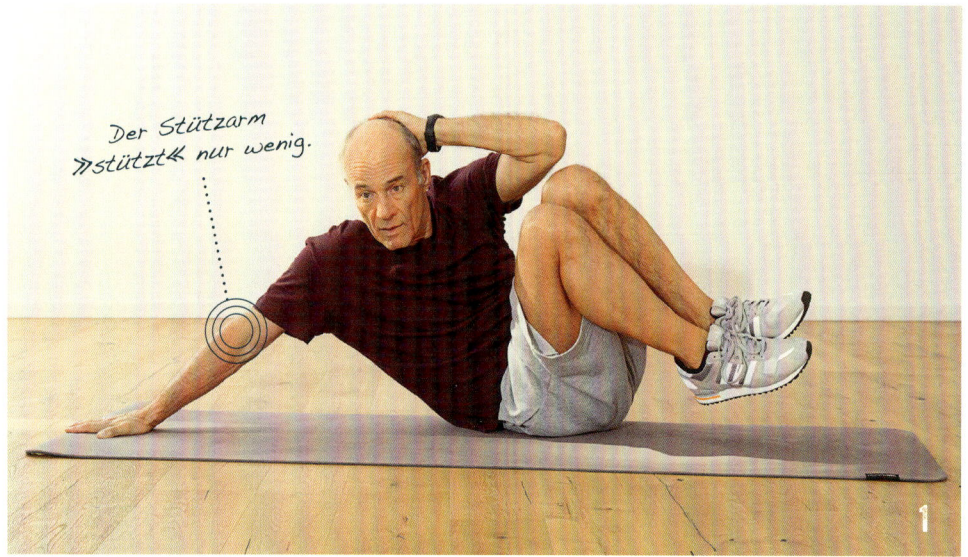

Der Stützarm »stützt« nur wenig.

DREIECK

Allgemeine Stabilisierung, Kräftigung der schrägen Bauchmuskulatur

1 Sie sitzen schräg auf der rechten Gesäßhälfte, die rechte Hand wird weit vom Körper entfernt aufgesetzt und stützt den Oberkörper, die linke Hand liegt am Ohr. Die Beine schweben angewinkelt in der Luft.

2 Strecken Sie Ihre Beine jetzt schräg nach oben aus und senken Sie den Rumpf gleichzeitig ein wenig ab. Der Stützarm ist leicht gebeugt, der obere Ellbogen geöffnet. Beine und Rumpf bilden ein großes Dreieck.

3 Ziehen Sie nun Ellbogen und Knie zusammen, bis sie sich berühren, und strecken Sie beide anschließend langsam wieder in das Dreieck.

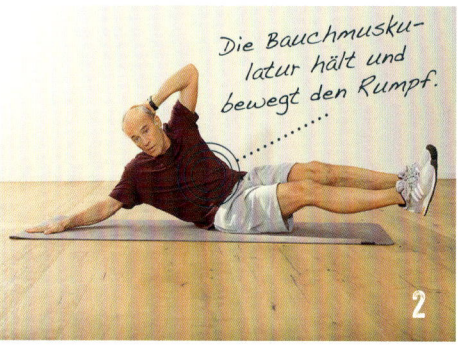

Die Bauchmuskulatur hält und bewegt den Rumpf.

4 Wiederholen Sie die Übung 15 Mal auf jeder Seite.

RICHTIG ÜBEN

Ziehen Sie während der gesamten Übung den Bauch aktiv nach innen und bleiben Sie auf einer Gesäßhälfte sitzen. Achten Sie auf eine stabile Hüfte.

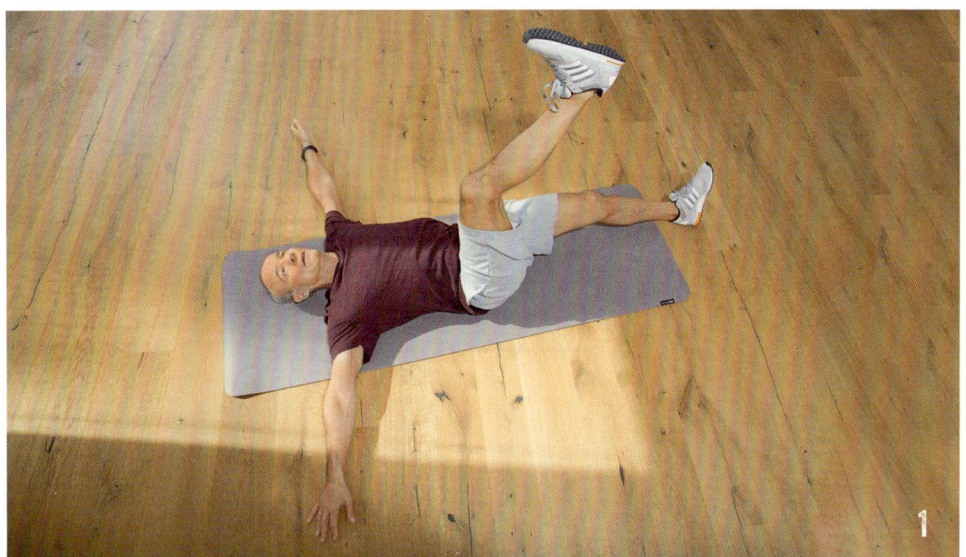

GROSSER STERN

Kräftigung der Bauchmuskulatur, Dehnung der gesamten Beinrückseite

1 Sie liegen auf dem Rücken, die Arme und Beine lang ausgestreckt. Heben Sie das rechte Bein möglichst gestreckt oder nur leicht angewinkelt in die Höhe. Ziehen Sie die Füße an.

2 Führen Sie nun den linken Arm und das rechte Bein gestreckt in der Luft zusammen und heben Sie dabei Kopf und Rumpf mit an. Der Blick ist zum Fuß gerichtet. Senken Sie Arm und Bein anschließend bis kurz über den Boden ab, auch Kopf und Rumpf werden bei der Rückwärtsbewegung nicht mehr abgelegt. Das linke Bein bewegt sich nur wenig mit.

3 Wiederholen Sie die Übung auf jeder Seite 15 Mal.

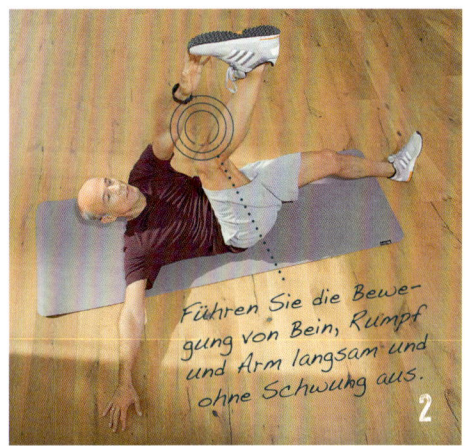

Führen Sie die Bewegung von Bein, Rumpf und Arm langsam und ohne Schwung aus.

RICHTIG ÜBEN

Wenn Sie dazu neigen, den Nacken zu verkrampfen, legen Sie den Kopf in die Hand.

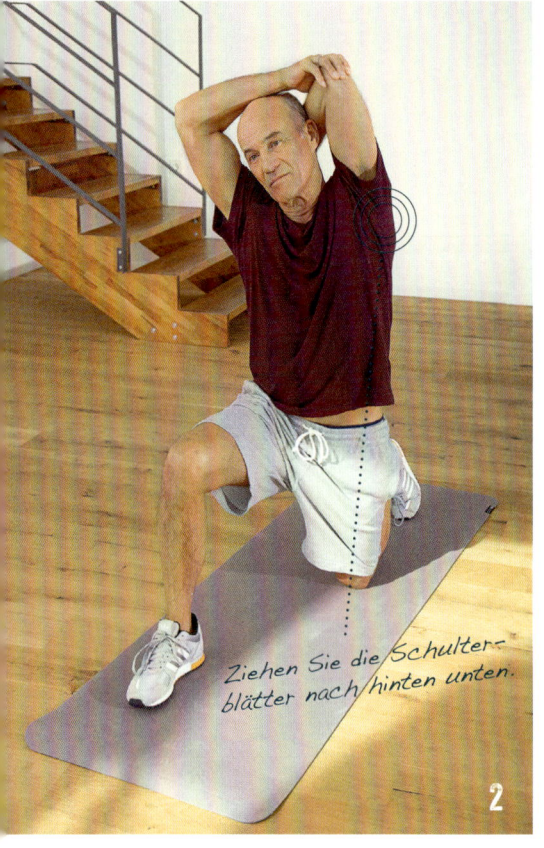

Ziehen Sie die Schulterblätter nach hinten unten.

2

STRETCHING 1

Dehnung von Hüfte und Beinen, Bauch, Schulter und Trizeps

1 Sie stehen mit dem rechten Fuß vorne im großen Ausfallschritt, das vordere Knie befindet sich über der Ferse, die Hüfte schiebt nach vorne, das hintere Bein ist lang gestreckt. Der Oberkörper ist gerade, der Blick nach vorne gerichtet.

2 Greifen Sie mit der linken Hand über die Schulter nach hinten und legen Sie diese zwischen Ihren Schulterblättern ab. Üben Sie unterstützend mit der anderen Hand einen leichten Druck auf den Ellbogen aus, um den Arm weiter nach hinten unten zu dehnen.

3 Beugen Sie Ihren Rumpf leicht nach rechts.

RICHTIG ÜBEN

Halten Sie die Dehnung spürbar und gehen Sie beim Ausatmen langsam weiter in die Dehnposition. Achten Sie auf eine leichte Bauchspannung und darauf, das Becken gerade nach vorne zu schieben. Dehnen Sie sanft, aber mit Nachdruck.

STRETCHING 2

Dehnung von Hüfte und Beinen

1 Sie knien auf dem linken Bein und stellen das rechte Bein nach vorne auf. Die linke Fußspitze ist ange-zogen, die Zehen sind aufgestellt. Der Oberkörper ist leicht nach vorne gebeugt, die Fingerspitzen berühren auf beiden Seiten neben dem Knie den Boden.

2 Schieben Sie nun langsam den rechten Fuß nach vorne, um das Knie so weit wie möglich in die Streckung zu bringen. Halten Sie den Rücken gerade.

RICHTIG ÜBEN

Dehnen Sie sanft, aber mit Nachdruck. Wenn der Zug auf die Beinrückseite zu groß wird, beugen Sie das Bein kurz und strecken es anschließend wieder.

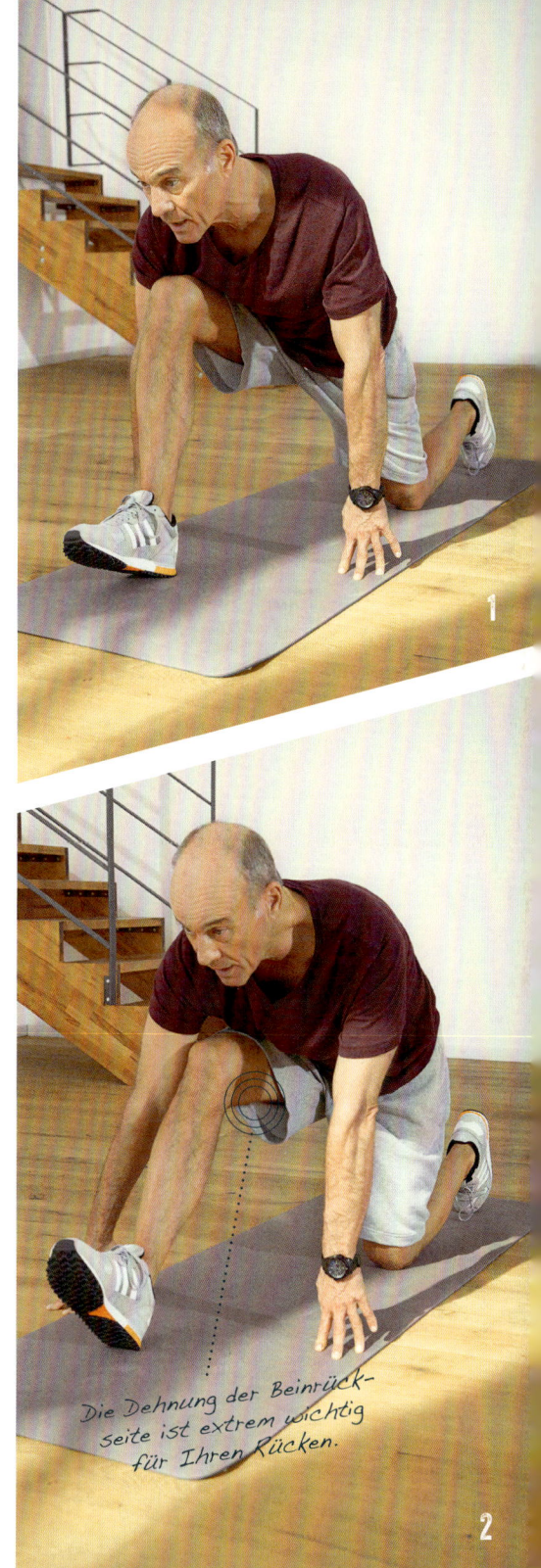

1

Die Dehnung der Beinrück-seite ist extrem wichtig für Ihren Rücken.

2

TABATA-TRAINING MIT VIKTORIA LAUTERBACH

Keine Zeit für ausgefeilte Workouts? Dann schaffen Sie das auch in fünf Minuten. Das Tabata-Workout, eines der derzeit meist genutzten Intervall- und Kraftausdauertrainings ohne Geräte, ist sehr effektiv und einfach. Man braucht aber etwas Biss und muss bereit sein, an seine Limits zu gehen. Bei dem hochintensiven Training werden möglichst viele und große Muskeln beansprucht. Seinen Ursprung hat das Workout im sogenannten Tabata-Protokoll, das von dem Wissenschaftler Dr. Izumi Tabata entwickelt wurde. Der Japaner konnte in Studien nachweisen, dass sein Konzept anderen Methoden überlegen ist.

• Der Kern des folgenden Trainings besteht aus 5 bis 6 Übungen. Pro Übung brauchen Sie 40 Sekunden, auf die jeweils eine 20-sekündige Pause folgt. Ideal zum Zeitmessen ist eine Stoppuhr mit akustischem Signal! Die 40 Sekunden werden dazu genutzt, um möglichst viele korrekte (!) Wiederholungen auszuführen. Jede Tabata-Einheit hat eine Muskelgruppe als Schwerpunkt. Aufgrund der hohen Intensität sollten Anfänger sowie Fortgeschrittene, die noch nie Intervalltraining gemacht haben, es langsam angehen und sich stufenweise an die Belastung herantasten.

• Sie können die Intensität steigern, indem Sie stufenweise die Anzahl der Wiederholungen bei einer Übung erhöhen.

• Bei Tabata werden die Übungen mit derselben Muskelgruppe nacheinander durchgeführt, damit eine komplette Ermüdung erreicht wird.

• Bei den Beinübungen wird pro Seite ein Satz gemacht, dann gewechselt.

• Sie können Tabata theoretisch jeden Tag trainieren, wenn Sie die Muskelgruppen wechseln: an einem Tag Bauch und Po, am anderen Arme und Beine. Möglich ist es auch, an einem Tag alle drei Tabata-Workouts durchzuführen, dann sollten Sie aber einen Tag Regeneration dazwischen einhalten oder Ihr Ausdauertraining machen.

ÜBUNGEN FÜR BEINE UND PO

Führen Sie die folgenden Übungen alle hintereinander erst mit einem Bein oder einer Körperseite aus und wechseln Sie dann die Seite.

BALLERINA

Kräftigung der Gesäß- und der Oberschenkelmuskulatur

1 Sie stehen auf dem linken Bein und halten dieses leicht gebeugt. Der Oberkörper ist möglichst aufrecht, das Brustbein aufgerichtet. Halten Sie den Kopf gerade in Verlängerung der Wirbelsäule, ohne zu überstrecken. Das rechte Bein ist bis in die Zehen maximal gestreckt und leicht angehoben. Die Arme strecken Sie nach vorne und halten sie auf der Höhe Ihrer Schultern.

2 Heben Sie nun das rechte Bein und senken Sie es kontrolliert, ohne Bodenkontakt zu bekommen.

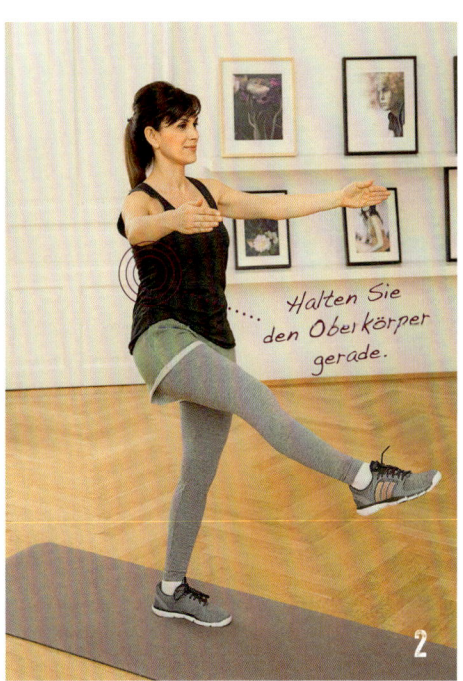

Halten Sie den Oberkörper gerade.

2

RICHTIG ÜBEN

Um das Gleichgewicht zu halten, fixieren Sie mit den Augen einen Punkt. Führen Sie die Bewegung ohne Schwung aus.

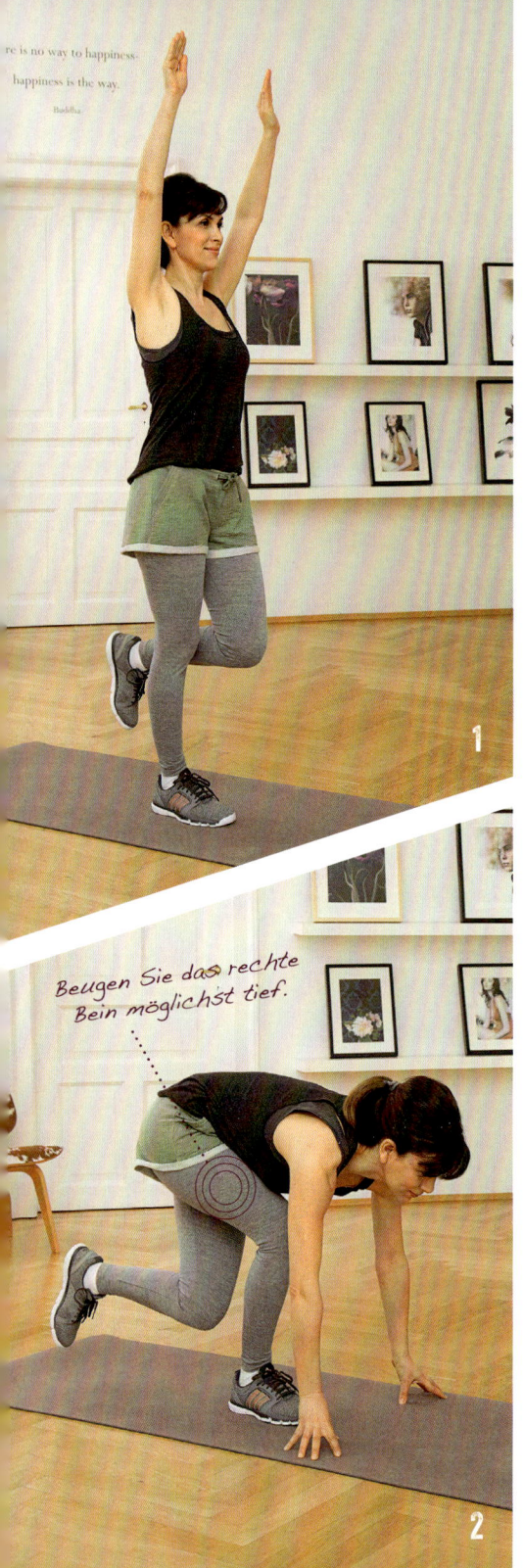

Beugen Sie das rechte Bein möglichst tief.

AUFHEBEN

Stabilisation von Beinen und Gesäßmuskulatur

1 Sie stehen auf dem rechten Bein mit leicht gebeugtem Knie, das linke ist etwa im 90-Grad-Winkel angehoben. Der Oberkörper ist möglichst aufrecht, das Brustbein aufgerichtet. Halten Sie den Kopf gerade in Verlängerung der Wirbelsäule, ohne zu überstrecken. Ihren Blick richten Sie gerade nach vorne. Die Arme heben Sie über die Seiten hoch.

2 Beugen Sie sich nun nach vorne und berühren Sie mit den Fingerspitzen den Boden knapp vor den Füßen. Das rechte Bein ist dabei maximal gebeugt, das linke bleibt angehoben.

3 Kommen Sie wieder nach oben in die Ausgangsposition mit den Armen über dem Kopf und wiederholen Sie die Übung.

RICHTIG ÜBEN

Üben Sie beim Beugen Druck auf die rechte Ferse aus und kommen Sie mit dem Gesäß möglichst weit nach unten.

STOCK-AUSFALLSCHRITT

Kräftigung der Oberschenkelinnenseiten und des Herz-Kreislaufsystems

1 Sie stehen auf dem rechten Bein und heben das linke im 90-Grad-Winkel nach vorne an. Der Oberkörper ist möglichst aufrecht, das Brustbein aufgerichtet. Halten Sie den Kopf gerade in Verlängerung der Wirbelsäule, ohne zu überstrecken. Die Arme halten Sie seitlich gebeugt.

2 Machen Sie nun mit dem linken Bein einen großen Ausfallschritt zur Seite. Beugen Sie das Knie dabei möglichst tief. Gleichzeitig schwingen Sie Ihre Arme mit nach vorne, sodass sich die Fäuste vor dem Oberkörper fast berühren. Ihr Gesäß zeigt nach hinten und unten. Der Brustkorb ist nach vorne gereckt, Ihr Blick zeigt geradeaus nach vorne.

3 Kommen Sie anschließend wieder kraftvoll nach oben und wiederholen Sie die Übung mit demselben Bein.

RICHTIG ÜBEN

Das beim Ausfallschritt gebeugte Knie muss unbedingt hinter der Fußspitze gehalten werden.

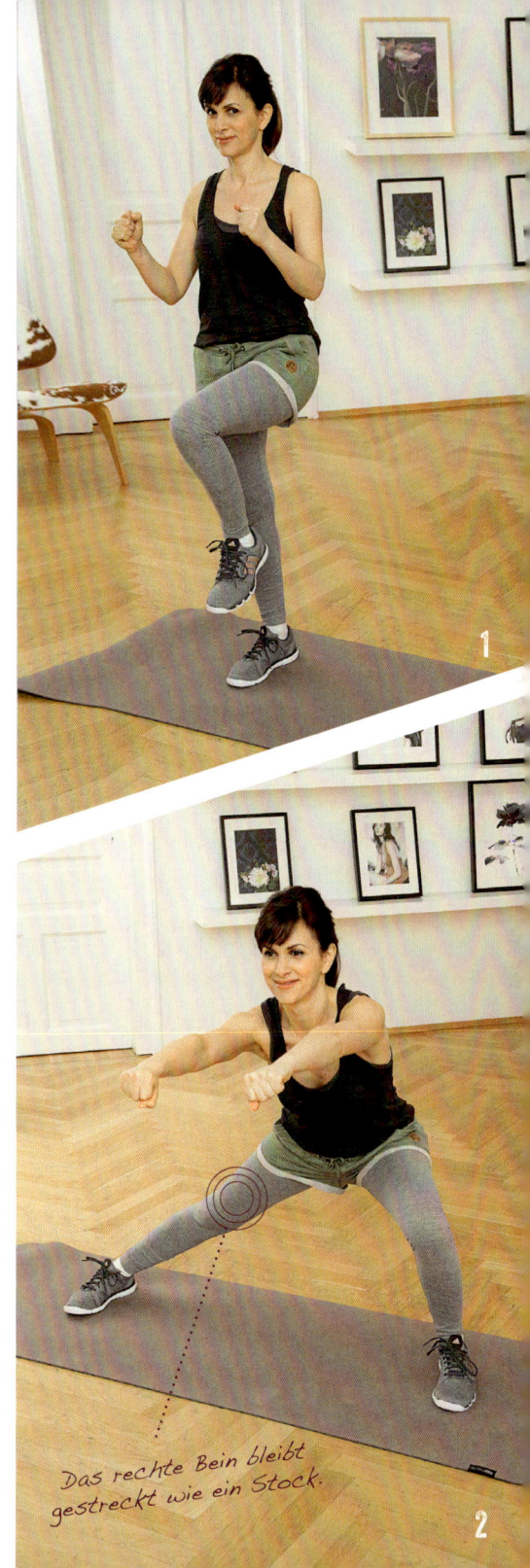

1

Das rechte Bein bleibt gestreckt wie ein Stock.

2

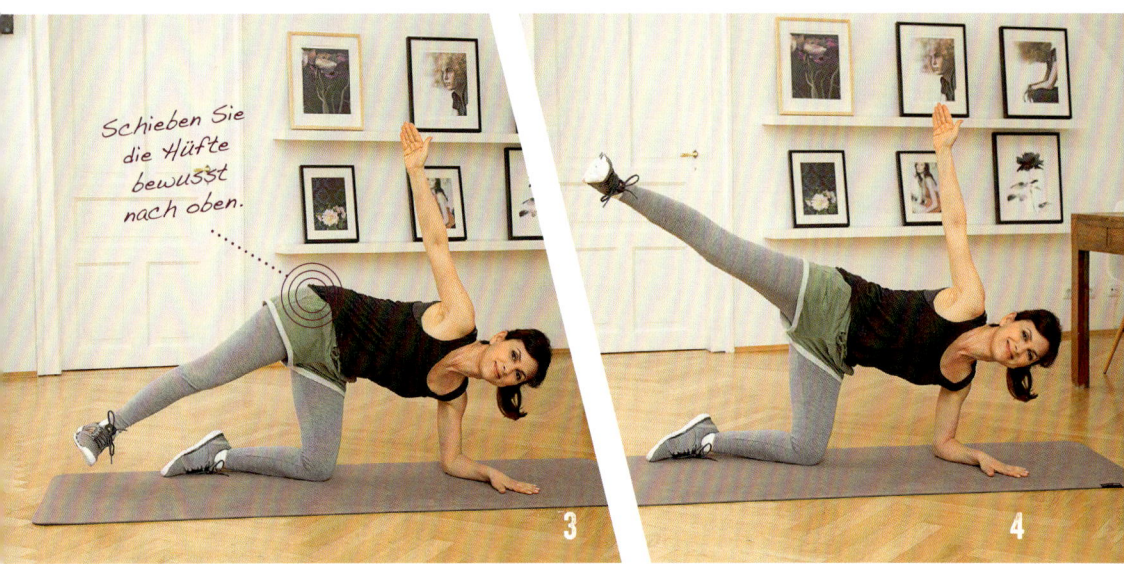

Schieben Sie die Hüfte bewusst nach oben.

SEITLICHES BEINHEBEN

Stabilisation der Hüfte und Kräftigung der Bein- und Gesäßmuskulatur

1 Begeben Sie sich in den Vierfüßlerstand. Die Fußvorderseiten sind aufgelegt. Stützen Sie sich auf Ihre Ellenbogen.

2 Der linke Arm zeigt etwa im 90-Grad-Winkel nach vorne. Die Handfläche liegt flach auf.

3 Nun ziehen Sie den rechten Arm gestreckt und über die Seite nach oben, gleichzeitig strecken Sie das rechte Bein in Hüfthöhe nach oben. Ziehen Sie den rechten Fuß dabei an. Der linke Unterschenkel wird dabei leicht nach außen gedreht.

4 Heben und senken Sie das Bein.

RICHTIG ÜBEN

Schieben Sie die Ferse des gestreckten Beins kräftig heraus und versuchen Sie, das Bein maximal lang zu machen. Das Gewicht lastet dabei auf der linken Hand am Boden. Verschieben Sie das Gewicht nicht auf die linke Körperseite.

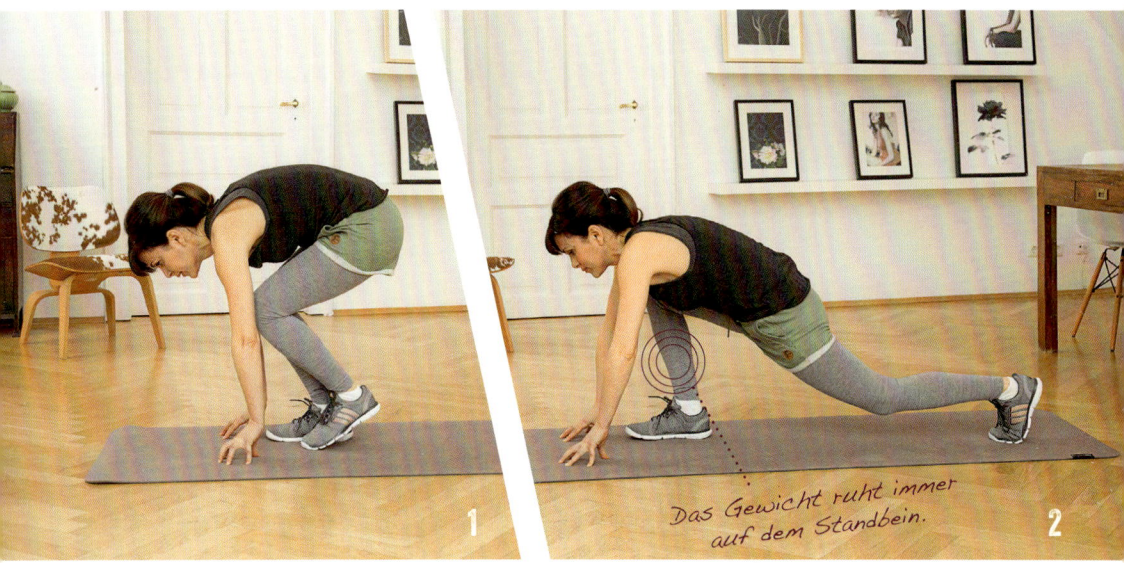

Das Gewicht ruht immer auf dem Standbein.

BEINTIPPEN

Allgemeine Kräftigung von Beinen und Gesäßmuskulatur

1 Gehen Sie in die Vorbeuge, Ihre Fingerspitzen platzieren Sie direkt unter den Schultern auf dem Boden. Der Blick ist schräg nach unten vorne gerichtet. Ihre Beine sind etwas angebeugt, das Gewicht ruht auf dem rechten Fuß.

2 Jetzt führen Sie das linke Bein leicht gebeugt nach hinten, stellen die Zehenspitzen kurz auf (tippen) und führen das Bein wieder nach vorne in die Ausgangsposition. Das rechte Bein und die rechte Gesäßhälfte tragen dabei das gesamte Gewicht.

RICHTIG ÜBEN

Achten Sie darauf, dass das Gesäß in der Bewegung nicht nach oben geht. Den Kopf nicht überstrecken und in Verlängerung der Wirbelsäule halten.

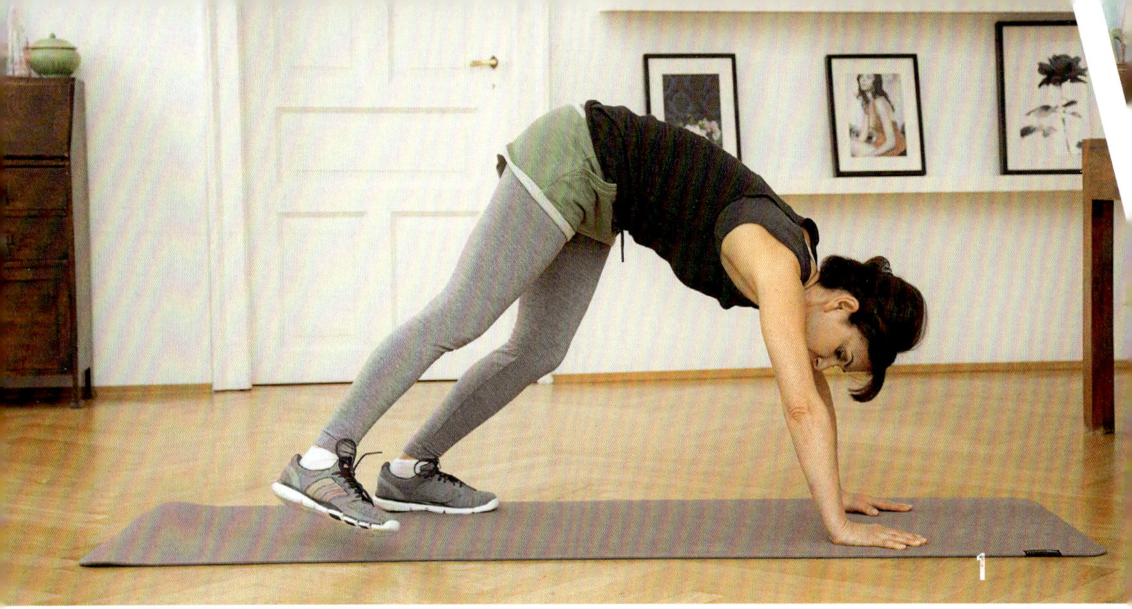

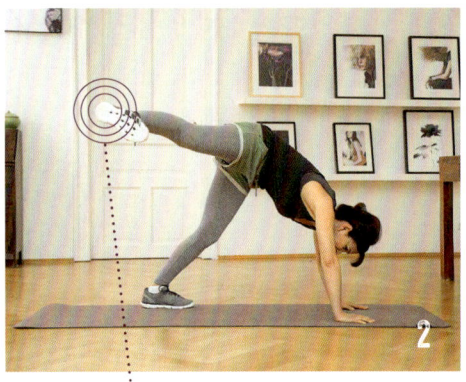

EINBEINIGES DREIECK

Stabilisation und Kräftigung der Bein- und Gesäßmuskulatur

1 Begeben Sie sich in den Vierfüßlerstand und strecken Sie aus dieser Haltung das Gesäß in die Höhe. Beine, Po, Wirbelsäule und Kopf bilden dabei ein Dreieck. Der Rücken ist lang, die Schultern sind nach unten gezogen und die Arme nach vorne ausgestreckt. Wenn möglich, liegt die linke Ferse flach auf der Unterlage auf und das linke Bein ist gestreckt.

2 Heben und senken Sie nun das gestreckte rechte Bein mit angewinkeltem Fuß.

Schieben Sie die Ferse kräftig nach hinten und oben und strecken Sie das Bein maximal.

RICHTIG ÜBEN

Der Druck lastet dabei vor allem auf der rechten Hand. Das Gewicht während des Bewegungsablaufs nicht nach links verschieben.

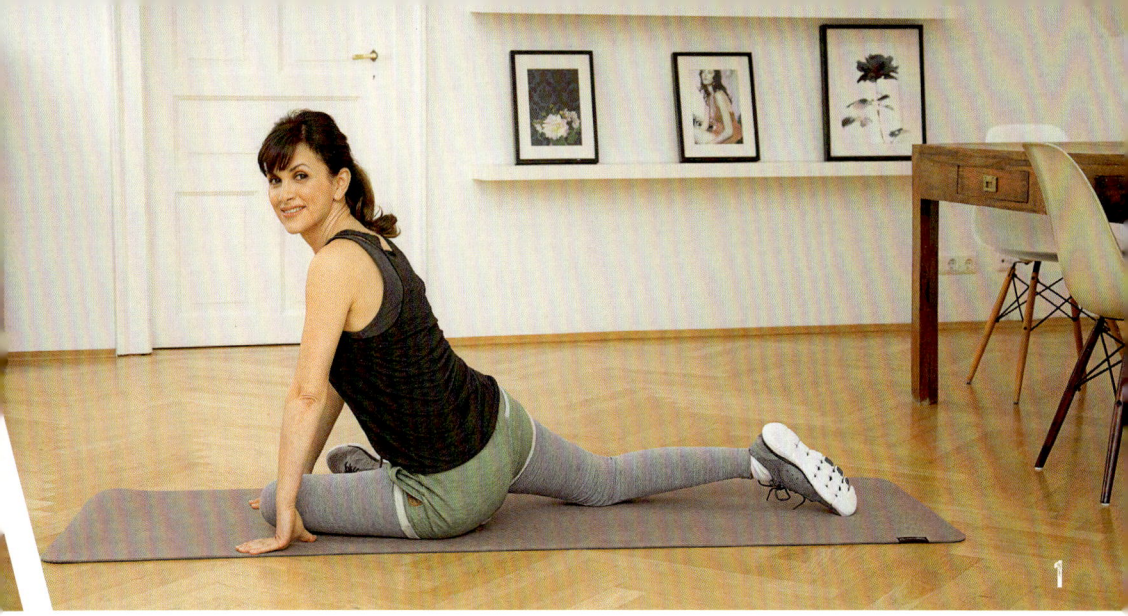

1

STRETCHING
Dehnung von Hüften und Beinen

Führen Sie diese Übung aus, nachdem Sie beide Beine trainiert haben.

1 Begeben Sie sich wieder in den
Vierfüßlerstand und strecken Sie das
rechte Bein nach hinten aus. Der Fußrücken liegt dabei auf.

2 Das linke Bein winkeln Sie vor dem
Körper ab. Den linken Fuß ziehen
Sie dabei an. Die Arme sind lang.
Der Kopf ist in der Verlängerung der
Wirbelsäule, der Blick ist nach vorne
gerichtet. Um die Dehnung zu ver-
stärken, drehen Sie sich ein wenig
nach links.

3 Halten Sie das Stretching pro Seite
ca. 40 Sekunden lang.

RICHTIG ÜBEN
Achten Sie darauf, dass
Sie beim Stretchen nicht ins
Hohlkreuz fallen.

ÜBUNGEN FÜR ARME UND SCHULTERN

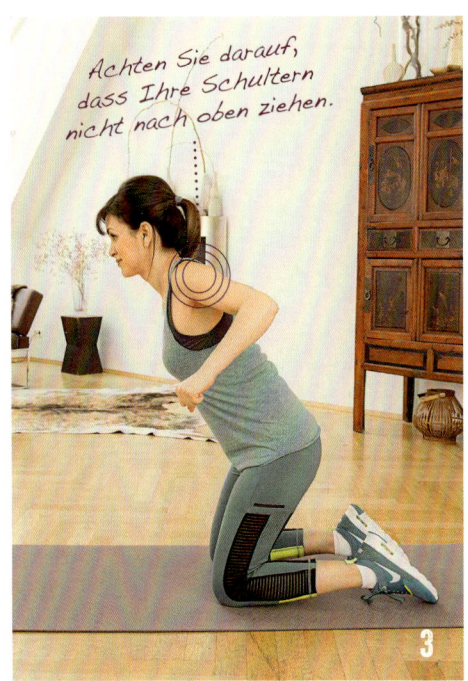

Achten Sie darauf, dass Ihre Schultern nicht nach oben ziehen.

RUDERN IM KNIEN

Kräftigung des Schultergürtels, Stabilisation der Schulterblätter

1 Begeben Sie sich in den Kniestand. Der Oberkörper ist etwa im 45-Grad-Winkel nach vorne gebeugt. Kopf und Wirbelsäule bilden eine gerade Linie. Richten Sie das Brustbein auf, die Schultern bleiben dabei unten. Der Blick ist schräg nach vorne gerichtet.

2 Winkeln Sie Ihre Arme mit geballten Fäusten 90 Grad an. Ziehen Sie Ihre Bauchdecke nach innen.

3 Ziehen Sie nun Ihre Ellenbogen nach hinten und oben bis etwa auf Schulterhöhe. Die Schulterblätter ziehen nach hinten und unten, der Nacken bleibt lang. Halten Sie die Bewegung möglichst klein.

RICHTIG ÜBEN

Halten Sie die Anspannung der Bauchmuskulatur während des gesamten Übungsablaufs.

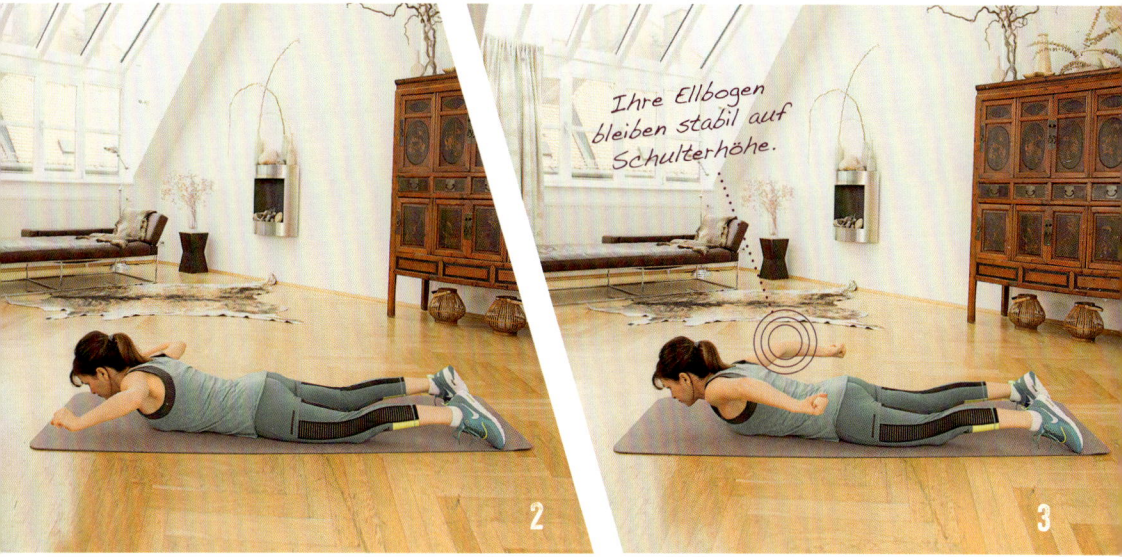

Ihre Ellbogen bleiben stabil auf Schulterhöhe.

ARMKIPPE

Allgemeine Kräftigung des Rückens sowie der Arme und der Schultern

1 Gehen Sie in die Bauchlage mit gestreckten, hüftbreiten Beinen. Die Füße locker auf dem Boden liegen lassen. Beugen Sie nun Ihre Arme im 90-Grad-Winkel auf Schulterhöhe nach hinten. Die Unterarme sind dabei nach hinten gedreht. Der Kopf wird in Verlängerung der Wirbelsäule leicht angehoben. Spannen Sie Ihre Bauchmuskulatur an.

2 Bewegen Sie nun Ihre Unterarme nach vorne oben etwa in Höhe des Schultergürtels. Die Fäuste bleiben geballt. Der Kopf bleibt in einer geraden Linie mit dem Rücken und der Blick zeigt nach unten.

3 Bewegen Sie die Arme nun wieder nach hinten unten und wieder zurück.

RICHTIG ÜBEN

Der Nacken bleibt während des gesamten Bewegungsablaufs lang. Halten Sie die Bauchspannung. Der Rumpf bleibt ruhig.

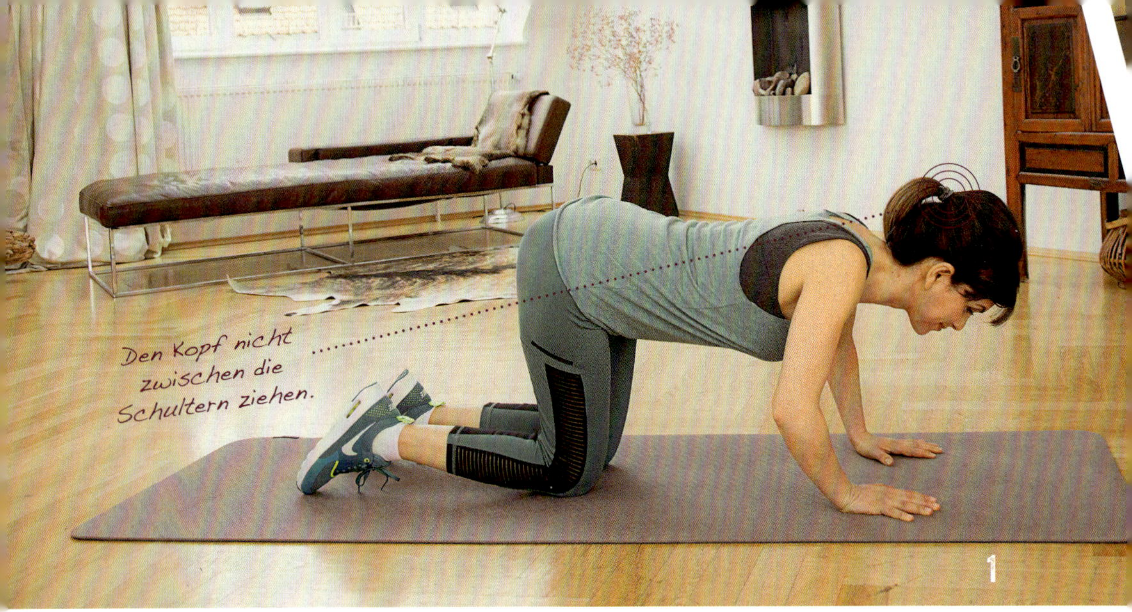

Den Kopf nicht
zwischen die
Schultern ziehen.

1

KLEINER LIEGESTÜTZ

Stabilisation und Kräftigung
von Brust und Schultern

1 Begeben Sie sich in den Vierfüßler-
stand. Die Hände liegen unter den
Schultern flach auf dem Boden auf.
Die Knie stehen unterhalb der Hüfte.
Die Fußrücken liegen ebenfalls auf
dem Boden auf. Rücken, Nacken und
Kopf bilden eine gerade Linie. Span-
nen Sie Ihre Bauchmuskulatur an.

2 Beugen Sie nun Ihre Arme leicht an
und strecken Sie diese anschließend
wieder durch. Dabei den rechten
Arm und Ellbogen angewinkelt nach
oben auf Brusthöhe ziehen. Schieben
Sie Ihren Brustkorb dabei etwas nach
vorne.

3 Wiederholen Sie die Übung auf der
anderen Seite.

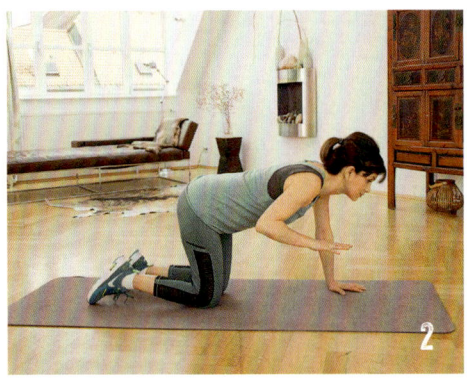

2

RICHTIG ÜBEN

Leichter wird die Übung, wenn
die Knie etwas weiter vorne
aufliegen. Die Ellenbogen
sollten dabei im Gelenk immer
weich sein. Bei der Bewegung
nach unten findet auch eine
leichte Vorwärtsbewegung
statt. Achten Sie darauf, dass
Sie nicht mit dem Oberkörper
zurückweichen.

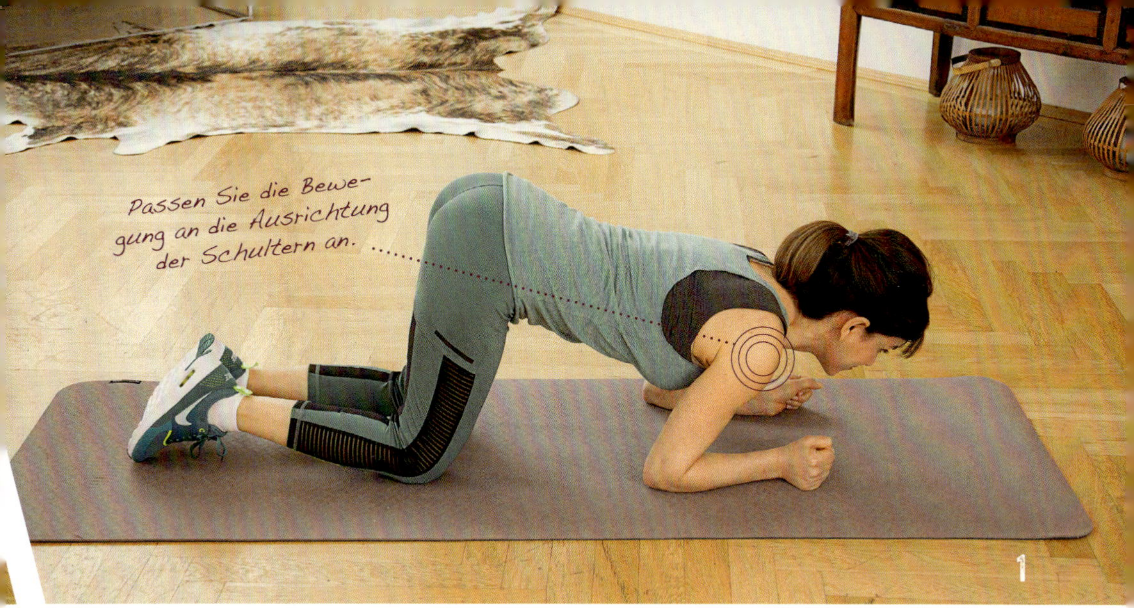

Passen Sie die Bewegung an die Ausrichtung der Schultern an. ⋯⋯⋯⋯

UNTERARMSCHIEBEN

Allgemeine Kräftigung von Schultern und Armen

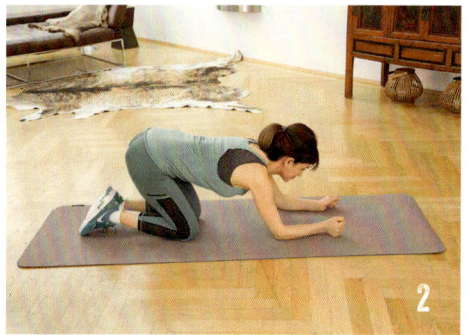

1 Begeben Sie sich in den Vierfüßlerstand. Stützen Sie sich auf Ihre Unterarme, die Hände sind zu Fäusten geballt. Schieben Sie sich mit den Schultern und langem Rücken etwas vor die Ellenbogen. Rücken, Nacken und Kopf bilden eine gerade Linie, der Blick ist nach unten gerichtet. Die Hüfte befindet sich etwas vor den Knien. Spannen Sie für die Core-Spannung Ihre Bauchdecke an.

2 Schieben Sie nun Gesäß und Rücken, so weit es geht, nach hinten und oben und lassen Sie die Arme dabei lang werden. Die Unterarme bleiben dabei auf dem Boden liegen.

3 Bewegen Sie sich zurück in die Ausgangsposition.

RICHTIG ÜBEN
Halten Sie Ihre Unterarme während des Übens parallel. Ziehen Sie die Schultern etwas hinunter und weg von den Ohren.

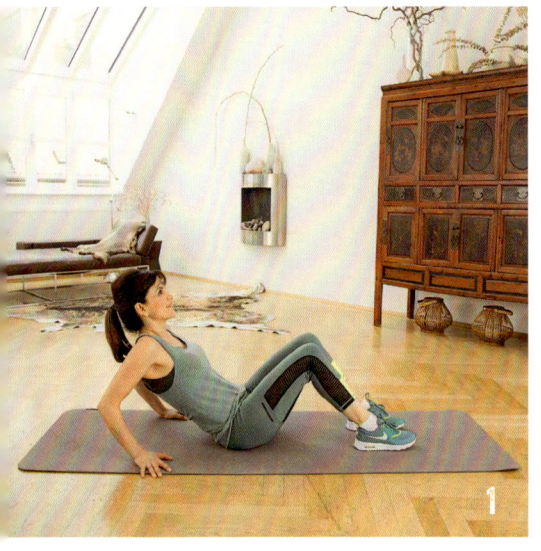

TRIZEPS-DIPS

Kräftigung der Schultern und der Arme, insbesondere des Trizeps

1 Sie sitzen mit angewinkelten Beinen auf dem Boden. Die Füße stehen fest auf der Unterlage. Bringen Sie nun die Arme gestreckt nach hinten. Die Handflächen liegen auf, die Finger zeigen dabei nach außen oder vorne. Die Ellenbogen sind nach hinten ausgerichtet. Ziehen Sie Ihre Schultern nach unten und zurück. Heben Sie das Brustbein an und richten Sie den Kopf auf. Der Blick zeigt während des Übens nach vorne und nach oben.

2 Beugen Sie nun die Arme mit den Ellenbogen nach hinten und halten Sie Ihren Oberkörper aufgerichtet. Der Rücken bleibt lang. Beim Strecken der Arme das Gesäß anheben und das rechte Bein gerade nach vorne und oben strecken.

3 Das Gesäß wieder absenken und die Arme beugen.

4 Nach kurzem Bodenkontakt gleich mit dem anderen Bein wieder nach oben ziehen.

RICHTIG ÜBEN

Die Ellenbogen zeigen während des Beugens nach hinten und nicht zu den Seiten.

2

Der Oberkörper
bleibt immer gerade.
3

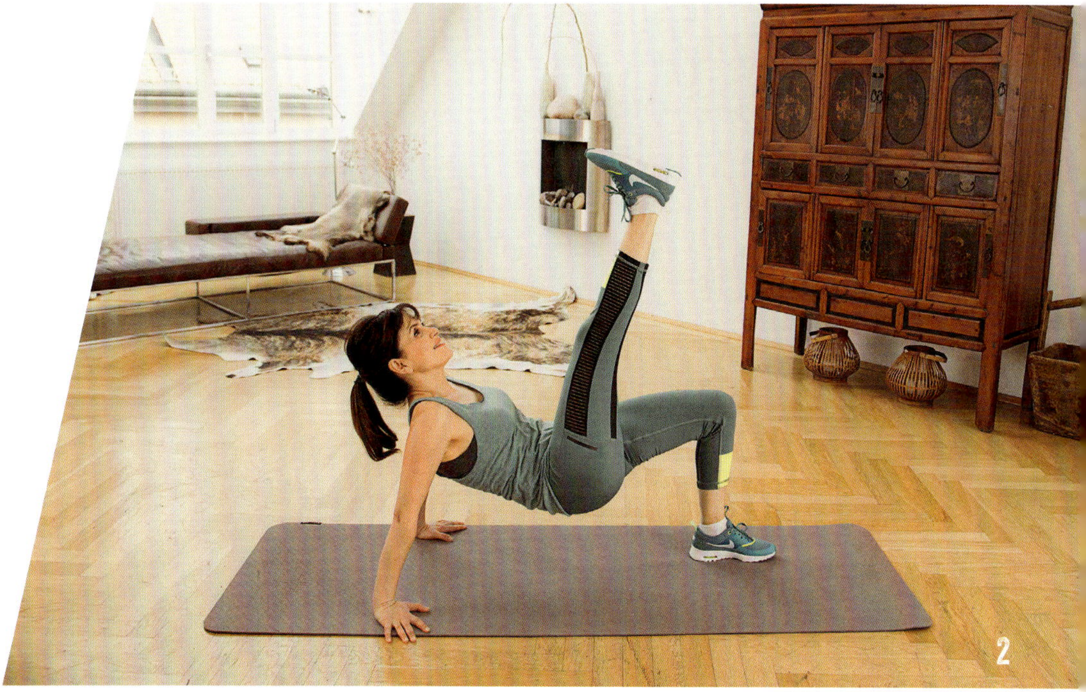

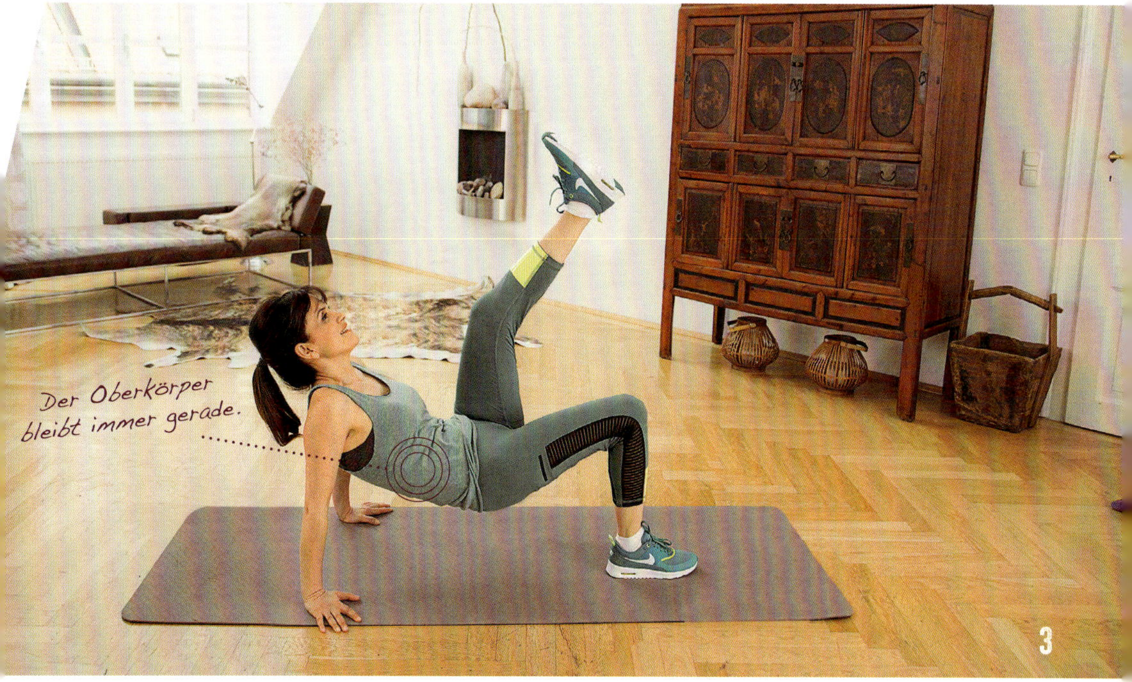

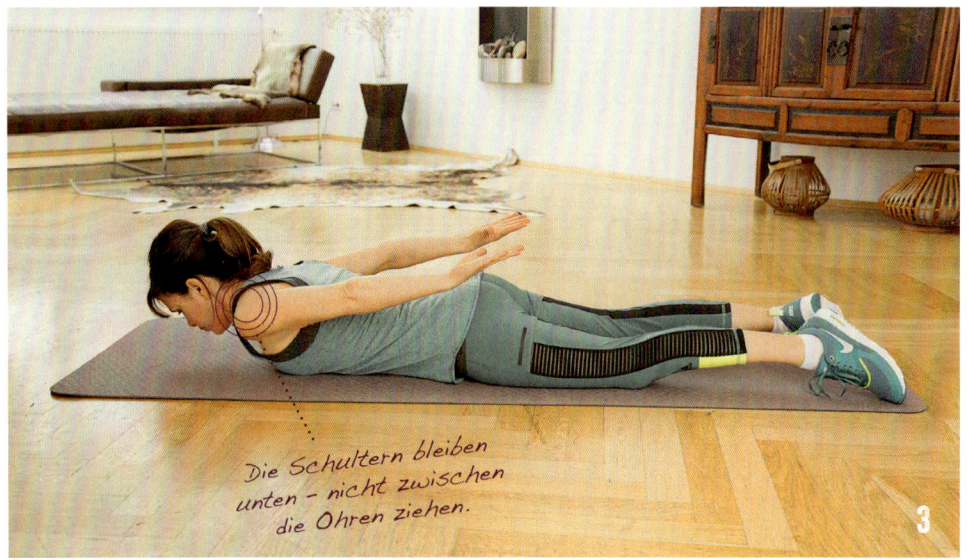

Die Schultern bleiben unten – nicht zwischen die Ohren ziehen.

DAUMENKLOPFEN

Kräftigung von Schultern und Armen, Trizeps und Rücken

1 Begeben Sie sich in die Bauchlage, die Beine liegen hüftbreit geöffnet auf der Unterlage.

2 Heben Sie Kopf und Oberkörper in einer geraden Linie an. Der Nacken bleibt lang. Ziehen Sie die Bauchdecke nach innen, um den Rücken zu entlasten.

3 Strecken Sie die Arme nach hinten und oben aus, die Handflächen zeigen dabei nach oben. Ziehen Sie die Schultern nach unten und hinten. Ihr Blick zeigt nach vorne und unten.

4 Klopfen Sie nun mit den Daumen bei gestreckten Armen aneinander.

RICHTIG ÜBEN
Halten Sie während des Übens die Bauchdecke angespannt, um die Lendenwirbelsäule nicht zu überlasten.

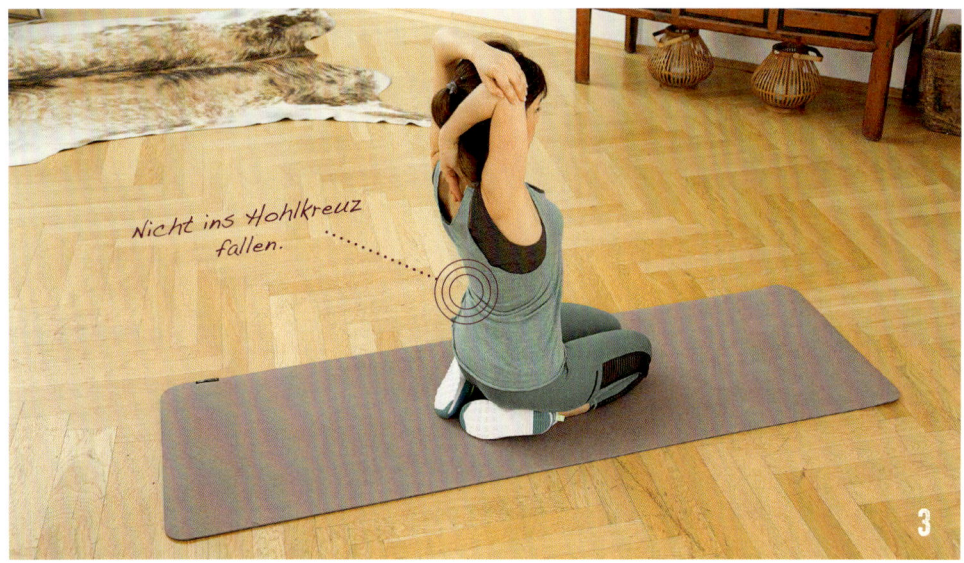

Nicht ins Hohlkreuz fallen.

STRETCHING

Dehnung der Armmuskulatur

1 Begeben Sie sich in den Fersensitz.

2 Schieben Sie einen Arm angewinkelt von oben nach hinten unten zwischen die Schulterblätter.

3 Drücken Sie ihn sanft mit der anderen Hand am Ellbogen nach unten. Der Kopf bleibt währenddessen aufrecht. Sie können ihn leicht nach hinten drücken. Die Schultern bleiben trotzdem unten.

RICHTIG ÜBEN
Wenn Sie den Blick heben, fällt das Aufrichten des Kopfs leichter.

ÜBUNGEN FÜR BAUCH UND TAILLE

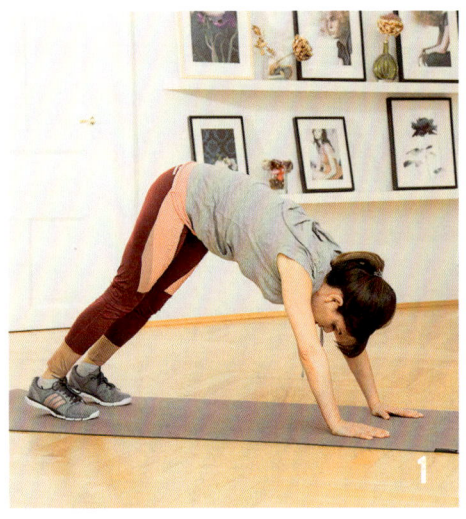

TWIST IM DREIECK

Kräftigung der schrägen Bauchmuskulatur, Stabilisation des ganzen Körpers

1 Begeben Sie sich in den Vierfüßlerstand und strecken Sie aus dieser Haltung das Gesäß in die Höhe. Po, Wirbelsäule und Kopf bilden eine gerade Linie. Der Rücken ist lang, die Schultern sind nach unten gezogen und die Arme nach vorne ausgestreckt. Der Körper bildet ein Dreieck. Beugen Sie die Knie leicht an.

2 Schieben Sie nun das Gesäß nach hinten in Richtung der Füße und drehen Sie dabei Hüfte, Beine und Füße zur Seite und nach unten. Der Schultergürtel, die Arme und der Kopf bleiben stabil und drehen nicht mit.

3 Drehen Sie dann Ihr Gesäß wieder in die Mitte und nach oben, halten Sie kurz die Position und führen Sie die Bewegung zur anderen Seite aus.

RICHTIG ÜBEN

Führen Sie den gesamten Bewegungsablauf langsam und kontrolliert aus.

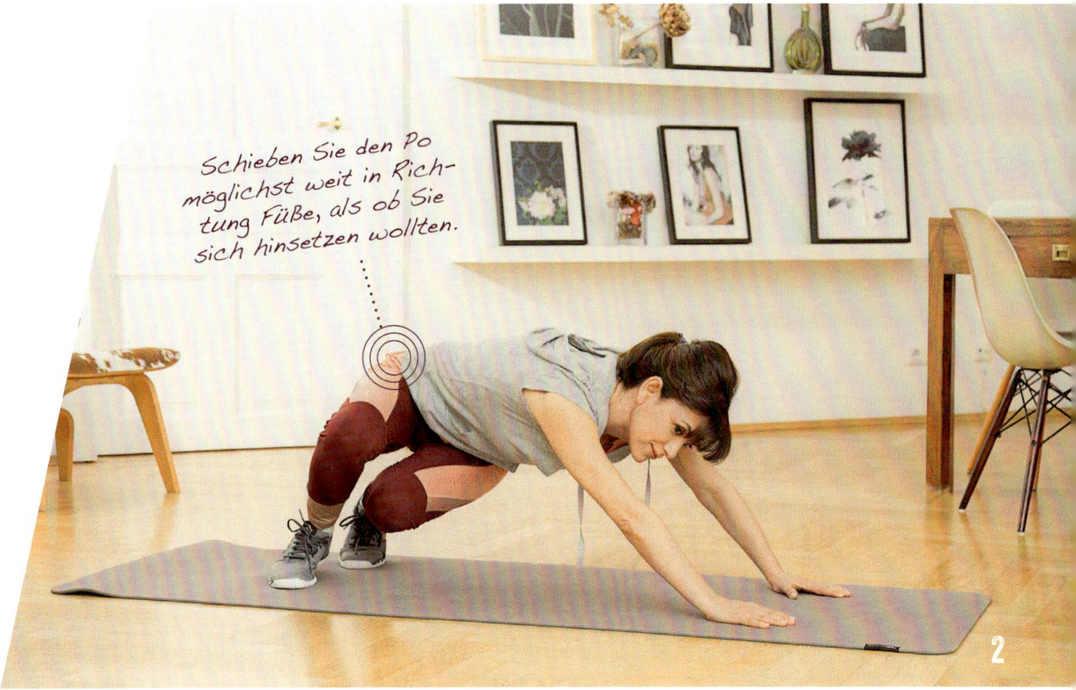

Schieben Sie den Po möglichst weit in Richtung Füße, als ob Sie sich hinsetzen wollten.

2

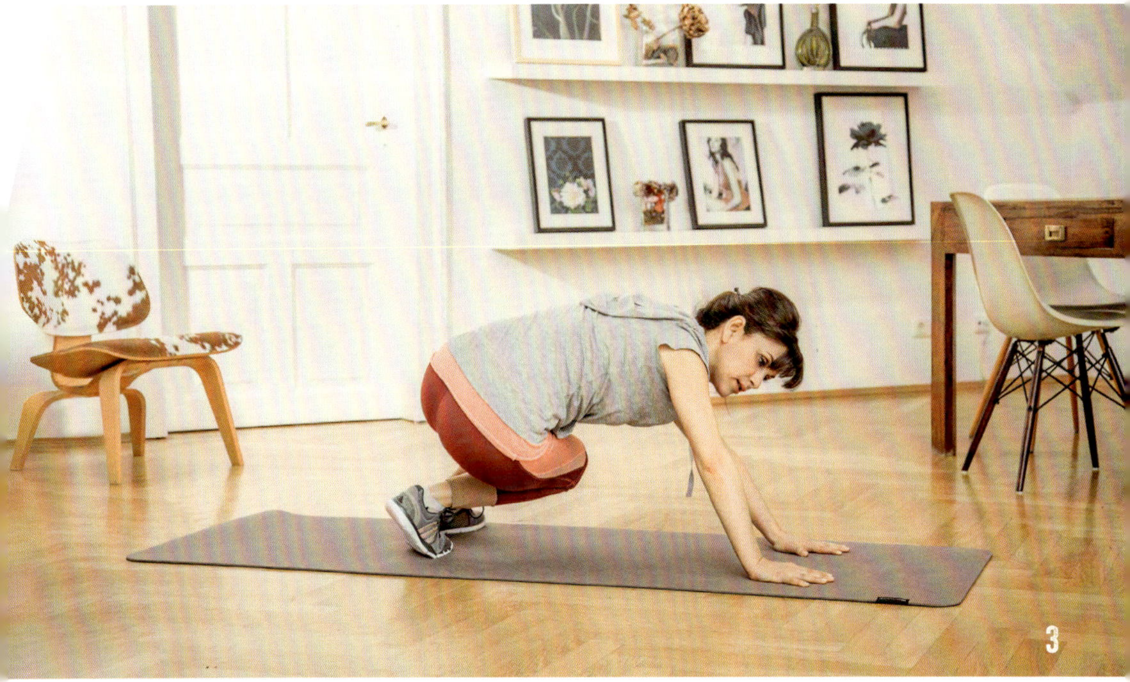

3

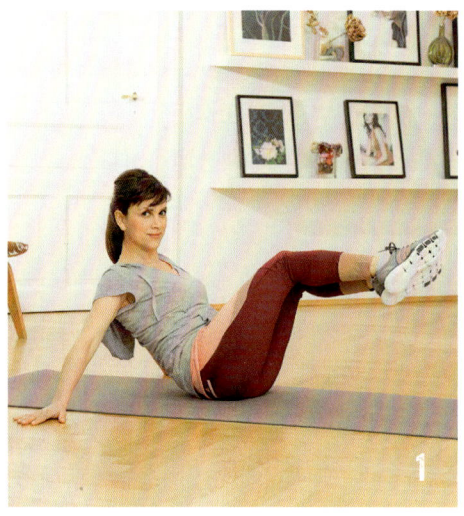

TWIST IM SITZEN

Kräftigung der geraden und der schrägen Bauchmuskulatur, Stabilisation des ganzen Körpers

1 Setzen Sie sich mit leicht ange-winkelten Beinen auf den Boden. Ihre Arme sind seitlich und etwas nach hinten versetzt ausgestreckt, die Handflächen liegen breit auf dem Boden und stabilisieren den Ober-körper. Der Rücken ist lang, der Kopf in Verlängerung der Wirbelsäule. Der Blick zeigt nach vorne. Ziehen Sie die Beine in einer leichten Dre-hung nun an die Brust und schräg zu einer Seite, ohne dass Sie den Boden berühren. Sie balancieren dabei auf einer Gesäßhälfte. Der Oberkörper bewegt sich dabei leicht mit. Ziehen Sie den Nabel leicht nach innen.

2 Schieben Sie nun die Beine ge-streckt und leicht schräg in einem 45-Grad-Winkel nach oben. Balancie-ren Sie dabei auf einer Gesäßhälfte. Der Blick zeigt dabei nach vorne. Brustbein und Kopf bleiben mit lan-gem Nacken aufgerichtet.

3 Drehen Sie sich wieder zurück und ziehen Sie die Knie wieder an die Brust. Verlagern Sie Ihr Gewicht auf die andere Gesäßhälfte und führen Sie den Twist zur anderen Seite aus.

RICHTIG ÜBEN

Ziehen Sie Ihren Nabel während des gesamten Bewegungsab-laufs aktiv nach innen und ach-ten Sie darauf, dass der Rücken beim Strecken der Beine lang bleibt (kein Hohlkreuz!).

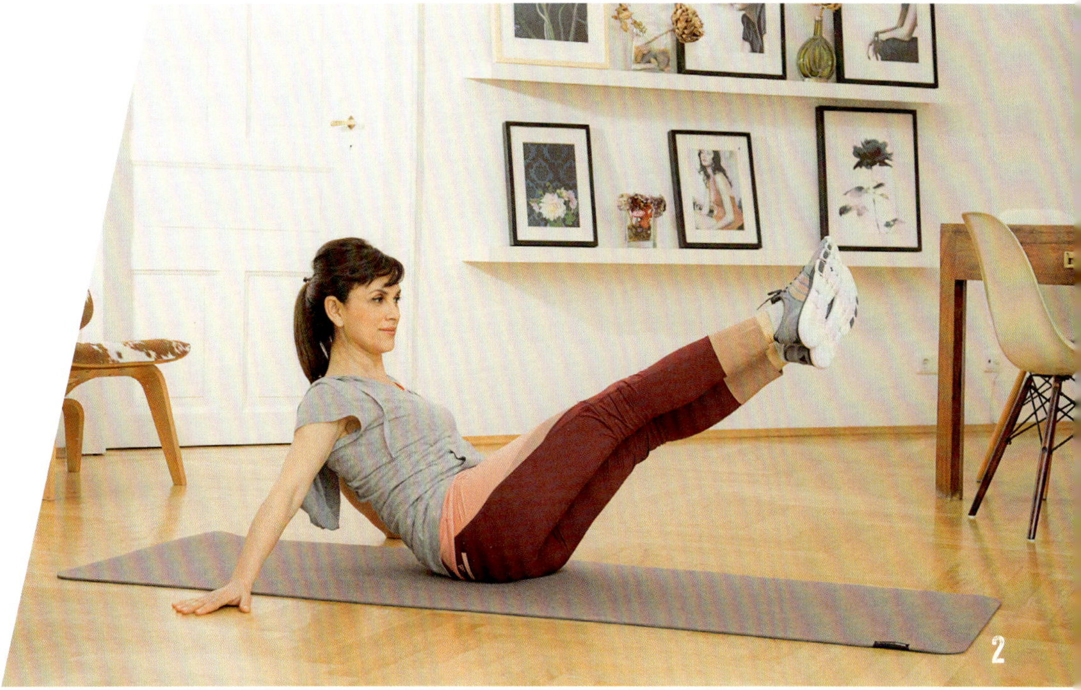

2

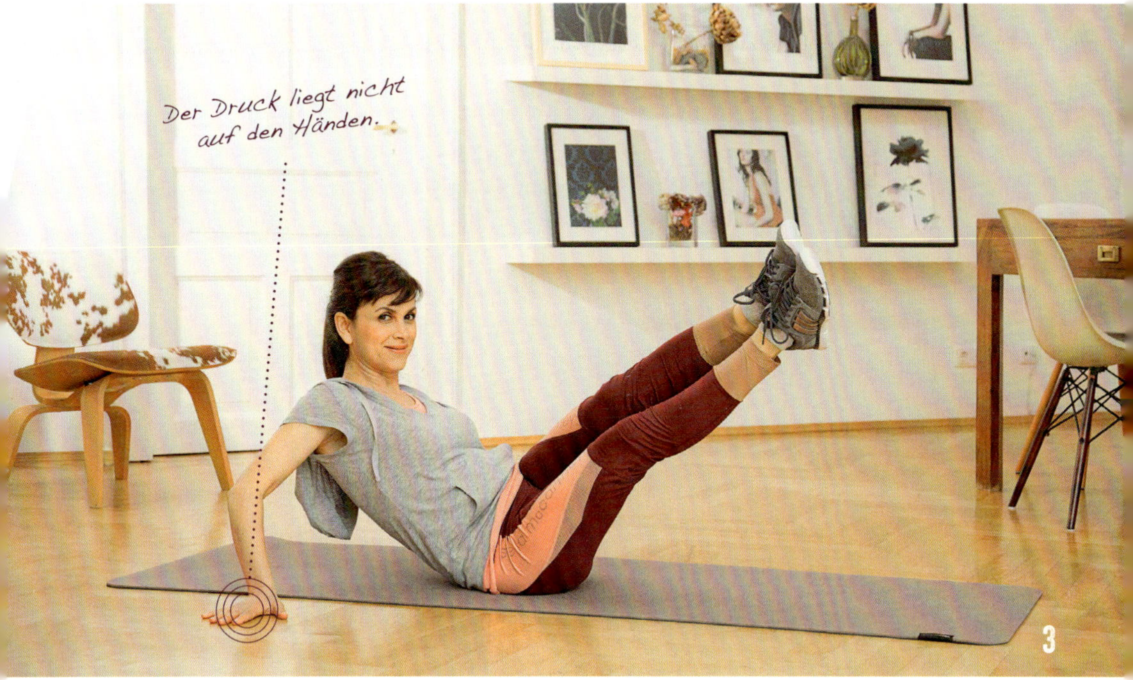

Der Druck liegt nicht auf den Händen.

3

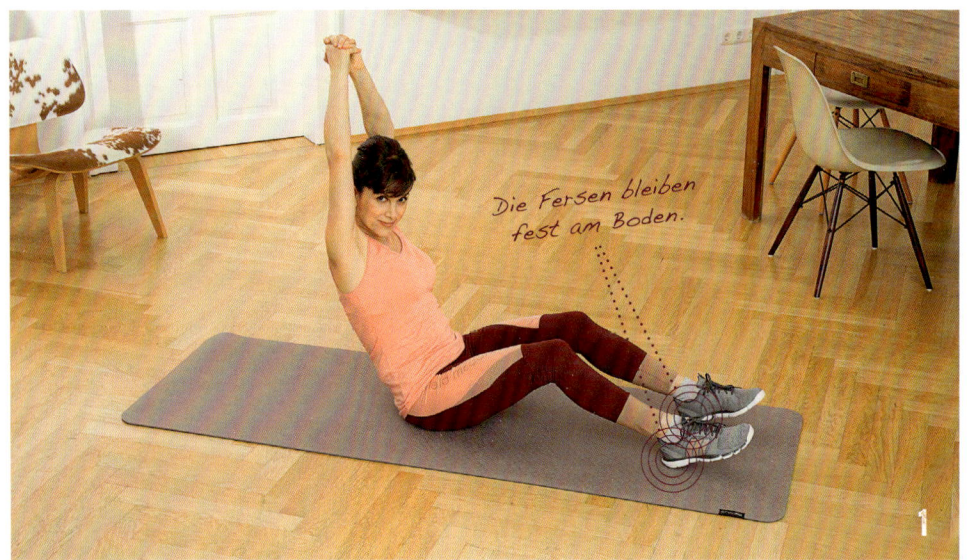

Die Fersen bleiben fest am Boden.

ÜBERKOPFABROLLEN

Kräftigung der geraden Bauchmuskulatur, für eine bessere Beweglichkeit der Lendenwirbelsäule

1 Setzen Sie sich mit angewinkelten Beinen auf den Boden. Richten Sie das Brustbein auf und ziehen Sie Ihren Bauchnabel leicht nach innen. Strecken Sie nun Ihre Arme seitlich über Ihren Kopf und verschränken Sie die Finger ineinander.

2 Rollen Sie sich nun Wirbel für Wirbel nach unten ab. Die Arme beugen sich dabei in einem 90-Grad-Winkel nach hinten. Der Blick zeigt nach vorne und oben.

3 Rollen Sie sich nun Wirbel für Wirbel auf, bis Sie sich wieder in der Ausgangsposition befinden. Die Arme beim Aufrollen nur nach oben und nicht nach vorne strecken.

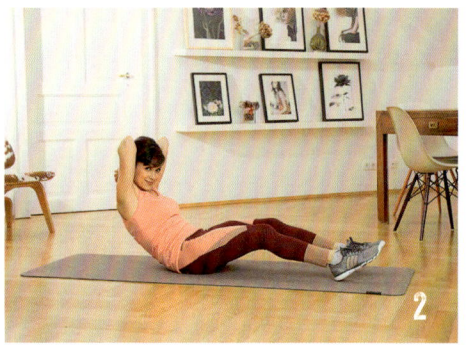

RICHTIG ÜBEN
Führen Sie den Bewegungsablauf langsam und kontrolliert durch und halten Sie ihn klein.

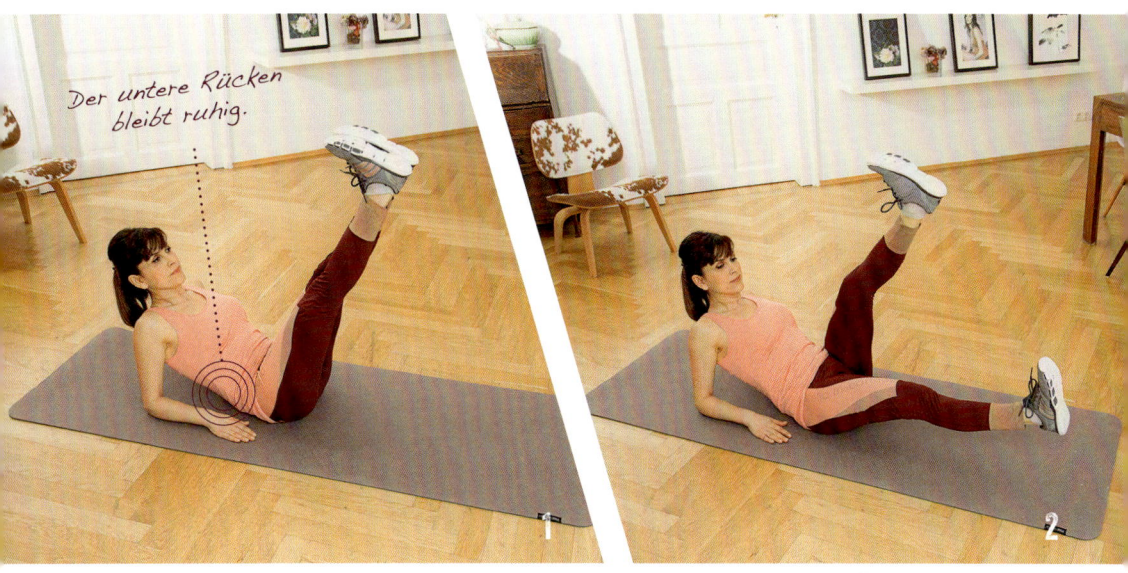

Der untere Rücken bleibt ruhig.

SCHEREN IM SITZEN

Kräftigung der geraden Bauchmuskulatur, für eine stabile und
bewegliche Lendenwirbelsäule

1 Sie sitzen mit gestreckten Beinen und stützen sich auf Ihren nach
vorne gerichteten Unterarmen auf.
Die Schultern sind nach unten gezogen. Die Lendenwirbelsäule ist leicht
eingerollt, das Schambein zeigt nach
oben. Ziehen Sie Ihren Bauchnabel
nach innen.

2 Heben Sie nun beide Beine
gestreckt möglichst weit nach oben
und ziehen Sie dabei die Fußspit-
zen an. Führen Sie das rechte Bein
gestreckt nach unten, ohne den
Boden zu berühren. Bewegen Sie
dann die Beine gleichzeitig wie eine
Schere immer abwechselnd von oben
nach unten. Halten Sie die Füße

während des gesamten Bewegungsablaufs angespannt.

RICHTIG ÜBEN

Achten Sie während der Übung
darauf, dass Ihre Schultern
möglichst unten bleiben und
Sie das Brustbein anheben.
Die Bauchdecke ziehen Sie
währenddessen konsequent
nach innen. Der Bewegungsablauf sollte langsam und
kontrolliert erfolgen, dabei
den Ablauf gegebenenfalls
zu Beginn verkleinern und die
Beine leicht anbeugen.

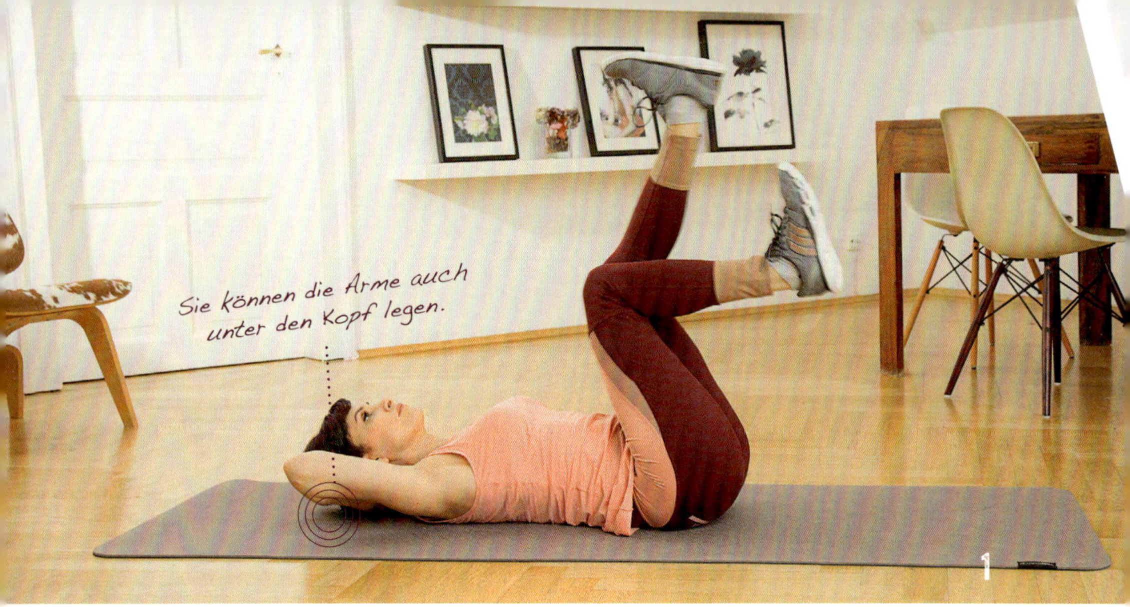

Sie können die Arme auch unter den Kopf legen.

1

EINBEINIGES BECKENAUFROLLEN

Kräftigung der geraden Bauchmuskulatur, für eine stabile und
bewegliche Lendenwirbelsäule

1 Sie gehen in die Rückenlage mit
aufgestellten oder angewinkelten
Beinen. Die Arme liegen unter dem
Kopf oder locker neben dem Körper. Drücken Sie die Wirbelsäule
leicht gegen die Unterlage und ziehen Sie die Bauchdecke nach innen.
Heben Sie nun beide Beine an, das
linke gestreckt und das rechte im
90-Grad-Winkel gebeugt. Drücken
Sie die Knie dabei leicht zusammen.

2 Führen Sie nun beide Beine schräg
nach hinten über den Kopf. Das
Gesäß löst sich dabei vom Boden.
Ein Bein bleibt gestreckt, das andere
weiterhin um 90 Grad gebeugt.

3 Bewegen Sie sich nun kontrolliert
wieder in die Ausgangsposition und
wechseln Sie die Beine.

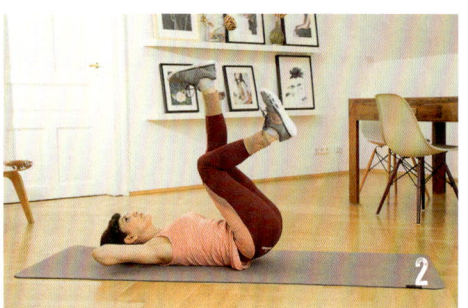

2

RICHTIG ÜBEN

Üben Sie während des Bewegungsablaufs möglichst wenig
Druck auf Arme und Hände
aus. Halten Sie die Knie die
ganze Zeit zusammengedrückt
und bewegen Sie sich langsam und kontrolliert. Ansonsten zu Beginn die Bewegung
etwas verkleinern. Beim Zurück-
gehen in die Ausgangsposition
darauf achten, dass Sie nicht
zurückfallen.

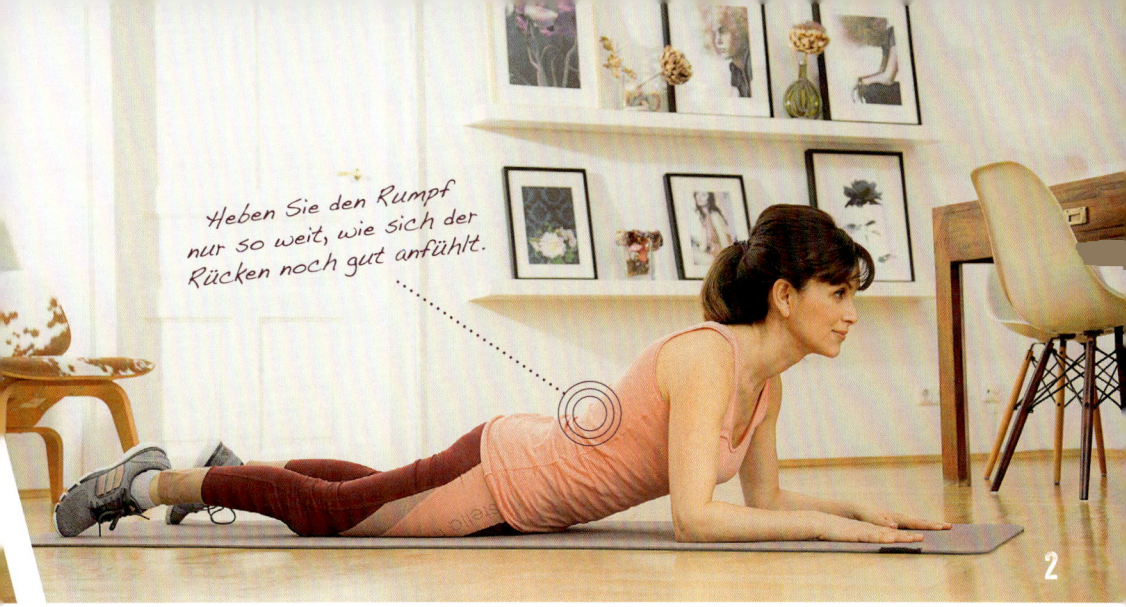

Heben Sie den Rumpf nur so weit, wie sich der Rücken noch gut anfühlt.

2

STRETCHING

Dehnung der Bauchmuskulatur

1 Begeben Sie sich in die Bauchlage mit gestreckten und hüftbreit geöffneten Beinen.

2 Stützen Sie sich nun auf den nach vorne angewinkelten Armen mit geradem Rücken auf. Der Kopf ist in Verlängerung der Wirbelsäule. Die Schultern ziehen nach hinten und unten.

3 Ziehen Sie sanft Ihre Bauchdecke lang und nach oben, ohne dass sich der Rücken gestaucht anfühlt.

RICHTIG ÜBEN

Atmen Sie ganz ruhig weiter während der Übung. Vielleicht können Sie den Bauch nach einigen Atemzügen noch etwas mehr dehnen.

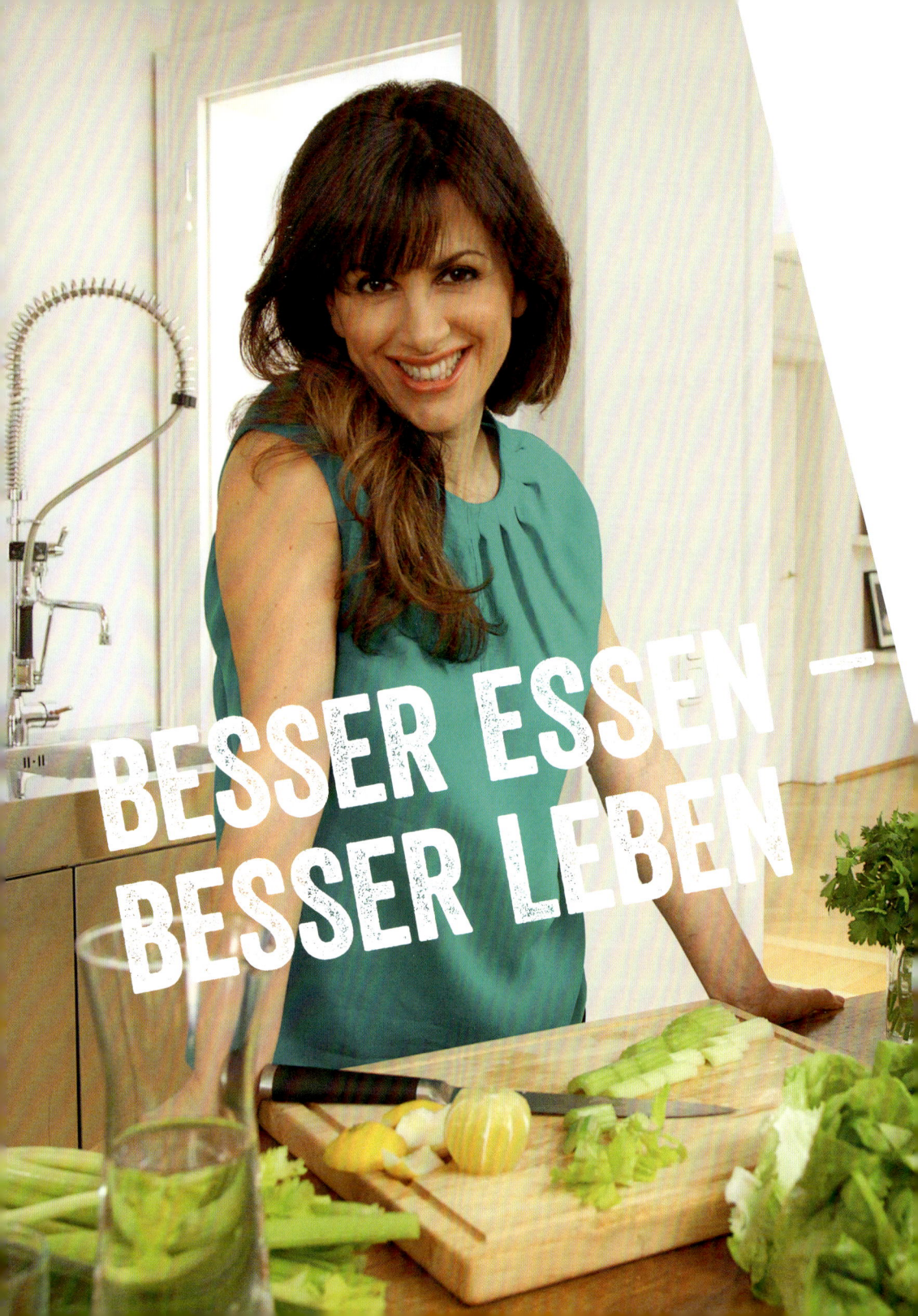

BESSER ESSEN —
BESSER LEBEN

ESSEN SIE SICH SCHLANK

Fitsein und eine gute Figur haben, gehen Hand in Hand – möchte man meinen. Das stimmt nicht ganz, denn »nur« mit Sport erreichen Sie keine deutliche Gewichtsabnahme. Sport erhöht den täglichen Kalorienverbrauch und den Grundumsatz, sodass Sie auch im Ruhezustand mehr Kalorien verbrennen. Außerdem macht er den Kopf frei und eine straffere Körpersilhouette.

Fettpolster schmelzen Sie effektiv nur ein, wenn Sie Ihre Ernährung ändern. Wenn Sie zu den Diät-Freaks zählen, die von Atkins über Low Fat und die Eier-Diät schon alles ausprobiert haben, gehören Sie wahrscheinlich zu den eher desillusionierten Abnehmwilligen, weil Sie der Jo-Jo-Effekt fest im Griff hat. Sie wissen schon: Das ist die unmittelbare Folge auf jede Diät, wenn man wieder »normal« isst. Dabei nehmen Sie nicht nur die Pfunde oder Kilos zu, die Sie mühsam abgespeckt haben. Nein, es werden anschließend sogar noch mehr.

Tatsächlich fängt Abnehmen beim richtigen Essen an. Dazu sind oft Verhaltensänderungen und eine kritische Selbstbetrachtung nötig, wann und wie viel man isst. Hierbei hilft ein Ernährungstagebuch, in dem Sie einmal eine Woche lang notieren, was Sie den ganzen Tag über essen und trinken. Schreiben Sie auch auf, in welchem emotionalen Zustand Sie zu einem Snack greifen. Viele Menschen essen unter Stress, wenn ihnen langweilig ist oder es ihnen nicht gut geht. Dann gerät jeder Abnehmplan ins Wanken. In dem Moment, in dem Sie sich diesen Zusammenhang bewusst machen, können Sie schon eine Verhaltensänderung anbahnen. Wenn Sie Stress haben, machen Sie eine kurze Entspannungsübung. Wenn es Ihnen nicht gut geht, gehen Sie raus an die Luft und eine Runde durch den Park oder über die Felder. Wenn Ihnen langweilig ist, ist Sport ebenfalls das beste Gegenmittel und Sie tun gleichzeitig auch noch etwas für Ihre Figur.

Diese Art der Selbstbetrachtung kann sehr motivierend wirken und ist hilfreich, um seine Essgewohnheiten zum Besseren hin zu verändern. Letztlich geht es um eine bewusste Auseinandersetzung mit der eigenen Ernährung, die viel mehr ist als die Energie, die uns am Leben hält. Dass wir zu qualitativ hochwertigen Lebensmitteln greifen sollten, erklärt sich dabei von selbst. Wenn Sie sich dann noch mit der Zubereitung von frischen, selbst zubereiteten Mahlzeiten anfreunden können, sind Sie auf der sicheren Seite.

NÄHRSTOFFE, DIE SIE WIRKLICH BRAUCHEN

Um Ihren Körper optimal mit Energie zu versorgen, um abzunehmen und Ihr Wunschgewicht zu halten, benötigen Sie bestimmte Nährstoffe. In Anbetracht der sehr komplexen Stoffwechselreaktionen im Körper sind das erstaunlich wenige: Kohlenhydrate, Fette und Eiweiß. Auch Vitamine, Mineralstoffe und Spurenelemente sollte Ihre tägliche Ernährung enthalten. Sie dienen als Hilfssubstanzen für den Stoffwechsel, damit die Energiegewinnung und alle anderen Prozesse in den Körperzellen überhaupt ablaufen können.

KOHLENHYDRATE

Der wichtigste und mittlerweile verpönteste Energieträger sind Kohlenhydrate, denn sie bestehen aus Zuckermolekülen. Es gibt Einfachzucker (Trauben- und Fruchtzucker), Zweifachzucker (Milch- und Malzzucker, Rohr- und Rübenzucker, Kristall-oder Haushaltszucker) und Mehrfachzucker, die sogenannten komplexen Kohlenhydrate (etwa in Stärke oder Ballaststoffen aus Kartoffeln, Mais oder Getreide). Aus allen Kohlenhydraten bildet der Körper Glukose als Futter für das Gehirn, die meisten Zellen, Muskeln und Nerven. Je schneller ein Kohlenhydrat zu einzelnen Glukosemolekülen verdaut wird, wie bei den ein- und zweikettigen Kohlenhydraten (etwa in Weißmehlprodukten, Süßigkeiten, Limonaden und Obstsäften) desto schneller und höher steigt der Blutzuckerspiegel und man bekommt wieder Hunger. Für die komplexen Kohlenhydrate aus Vollkornprodukten und Gemüse braucht der Körper wesentlich länger, um sie in Glukose umzuwandeln. So hält das Sättigungsgefühl länger an.

- Ein Gramm Kohlenhydrate entspricht 4,1 Kilokalorien.
- Tagesration (abhängig vom Energieverbrauch/Grundumsatz): 4,4 bis 5,5 Gramm pro Kilogramm Körpergewicht.

GESUNDE BALLASTSTOFFE

Sie machen satt, schützen die Darmgesundheit und regulieren den Cholesterinspiegel: Ballast- oder Faserstoffe stecken ebenfalls in Getreide (Vollkorn) oder in Gemüse.

SETZEN SIE SICH REALISTISCHE ZIELE

- Besonders wenn Sie viel abnehmen wollen gilt: Gesund abnehmen heißt langsam abnehmen. Mehr als ein bis zwei Pfund pro Woche sollten es nicht sein.
- Frische und wenig verarbeitete Lebensmittel (keine Fertiggerichte!), ausgewogen kombiniert, versorgen Ihren Körper mit wertvollen Inhaltsstoffen.
- Verbote sind verboten: Wenn Sie Lust auf etwas Süßes oder eine Curry-Wurst haben, genießen Sie das – aber in Maßen!
- Nehmen Sie sich Zeit zum Essen – möglichst an einem festen Ort, der dem Essen vorbehalten ist.
- Lassen Sie sich nicht durch den Fernseher oder eine Zeitungslektüre nebenbei ablenken. Ihr Hunger- und Sättigungsgefühl helfen Ihnen beim Abnehmen. Hören Sie auf sich und legen Sie die Gabel beiseite, sobald Sie satt sind.
- Trinken Sie ausreichend (siehe auch Seite 126). Das unterstützt die Fettverbrennung und ersetzt fehlende Flüssigkeit aus fester Nahrung.
- Meiden Sie zuckerhaltige Getränke wie Säfte, Limonaden und Cola; bevorzugen Sie Wasser oder ungesüßten Tee. Ein toller Flüssigkeits- und Vitalkick zwischendurch ist ein grüner Smoothie. Süße Fruchtsmoothies sollten Sie nur tagsüber, wenn Sie aktiv sind und Fett verbrennen, und anstatt einer festen Mahlzeit genießen.
- Meiden Sie Alkohol: Durch den darin enthaltenen Zucker wird der Fettabbau blockiert. Außerdem ist Alkohol sehr energiereich und lagert sich in Form von Fett an Bauch und Hüften an.
- Gemüse ist relativ kalorienarm, dafür reich an wertvollen Vital- und Ballaststoffen. Es eignet sich sehr gut als Beilage, Snack für zwischendurch oder für Smoothies.
- Finden Sie Ihren Mahlzeitenrhythmus: Zwischen den einzelnen Mahlzeiten sollten gleichmäßige Pausen liegen, ideal sind 3 bis 4 Stunden.
- Essen Sie abends nicht zu spät. Manche schwören auf den Verzicht von Kohlenhydraten am Abend.

EIWEISS

Eiweiß spielt als Energiequelle und als Entwicklungs- und Aufbaustoff für alle Körperstrukturen eine maßgebliche Rolle. Die Eiweißbausteine (Aminosäuren) ermöglichen erst Stoffwechselvorgänge, Muskelbewegungen oder Signalübertragungen im Gehirn. Auch Reparaturarbeiten an den Zellen sind nur mithilfe von Eiweißen möglich. Zudem helfen Proteine bei der Bildung von Enzymen und Hormonen und unterstützen unsere körpereigene Abwehr. Außerdem beeinflusst der Eiweißspiegel unmittelbar die Leistungsfähigkeit wie auch die Stimmung, da bestimmte Eiweißstoffe die Vorstufe von Gute-Laune-Hormonen bilden.

Zunächst jedoch werden Proteine aus den Mahlzeiten im Stoffwechsel in die Eiweißbausteine aufgespalten und in körpergerechtes Eiweiß umgewandelt. Der Körper ist auf 20 verschiedene Aminosäuren angewiesen und davon brauchen wir acht regelmäßig über die Nahrung. Diese nennt man essenzielle Aminosäuren.

Zudem gelten proteinreiche Nahrungsmittel als Fettverbrenner. Denn der Körper muss viel Energie einsetzen, um etwa aus einem Ei oder einem Fischfilet körpereigenes Eiweiß herzustellen. Pro vier Kilokalorien Protein muss der Körper dazu eine Kilokalorie aufwenden! Entscheidend dabei ist die Eiweißquelle und die Verteilung von tierischen und pflanzlichen Proteinen. Zu viel tierisches Eiweiß übersäuert den Körper (siehe Seite 122), zu wenig pflanzliches Eiweiß schwächt das Immunsystem und beschleunigt Alterungsprozesse.

- Trotzdem: In der richtigen Menge kann der Körper tierisches Eiweiß gut verwerten, da es in seiner Struktur sehr dem menschlichen Eiweiß ähnelt. Fisch und mageres Geflügelfleisch von guter Qualität haben sich besonders bewährt.
- Pflanzliches Eiweiß hat den Vorteil, dass es meistens fettfrei ist: Hier sind vor allem Lupinen, Soja und andere Hülsenfrüchte gute Lieferanten. Empfehlenswert ist ein ausgewogener Mix.
- Einem Gramm Eiweiß entsprechen 4,1 Kilokalorien.
- Tagesration: 2,2 Gramm pro Kilogramm Körpergewicht.

IDEAL FÜR ZWISCHENDURCH

Wenn der Heißhunger nagt, schmecken diese Snacks:
- 1 Becher Magerquark (250 g)
- Rohkoststicks
- 1 hartgekochtes Ei
- Cornichons
- 1 Becher Hüttenkäse (200 g)
- 1 bis 2 Scheiben Roastbeef oder gekochter Schinken
- 5 Nüsse
- 1 Tasse klare Brühe

ESSEN UND TRAINING

Voller Magen trainiert nicht gern und auch nicht gut. Deshalb sollten Sie Ihre letzte Hauptmahlzeit drei Stunden vor Sportbeginn zu sich nehmen. Hungrig zu trainieren, ist andererseits auch nicht von Vorteil, da leere Energiespeicher das Verletzungsrisiko erhöhen. Durch die Unterzuckerung ist man nämlich unkonzentrierter. Außerdem gerät man auch in Gefahr, Übungen nicht korrekt auszuführen.

Es kann außerdem zum sogenannten Hungerast kommen, einer Unterzuckerung und Erschöpfungsgefühlen – und damit zu einer geringeren Leistungsfähigkeit.

Wenn Sie beispielsweise morgens trainieren, ist nach dem Aufstehen ein Frucht-Smoothie empfehlenswert. Die Kohlenhydrate aus den Früchten werden von den Muskeln anschließend verbrannt und die flüssige Mahlzeit beschwert Sie nicht. Ebenfalls gut ist ein selbstgemischter Joghurt aus Naturjoghurt und frischen Beeren. Wer mag, kann auch mit einer Banane seine Energiespeicher auffüllen, ohne den Magen durch Verdauungsarbeit zu sehr zu belasten. Man geht davon aus, dass eine solche Mahlzeit etwa eine Viertelstunde nach Verzehr dem Körper beim Training zur Verfügung steht.

Ebenfalls wichtig: Trinken Sie vor Trainingsbeginn ausreichend. Ideal sind kohlensäurearme Mineralwässer mit einem Kalzium-Magnesium-Verhältnis von 2:1 oder ein Mix aus drei Teilen Mineralwasser und einem Teil Fruchtsaft.

Wenn Sie morgens trainieren, darf das anschließende Frühstück ruhig kohlenhydratreich ausfallen, etwa mit Vollkornbrot, Müsli, Fruchtsmoothie. Denn nach dem Training ist der Körper im Aufbau-Modus. Bis 1,5 Stunden nach der Trainingsbelastung ist die Kohlenhydratspeicherung in den Muskeln am wirkungsvollsten. Wenn Sie dazu hochwertige Proteine wie Rührei verzehren, geben Sie Ihren Muskeln Stoff zum Wachsen. Nach einem Abendtraining sollten Sie ebenfalls eine Mischkostmahlzeit aus langkettigen Kohlenhydraten und Eiweiß (z. B. Kartoffeln mit Magerquark oder Reis, Gemüse und Fisch) essen.

HEIMLICHE DICKMACHER

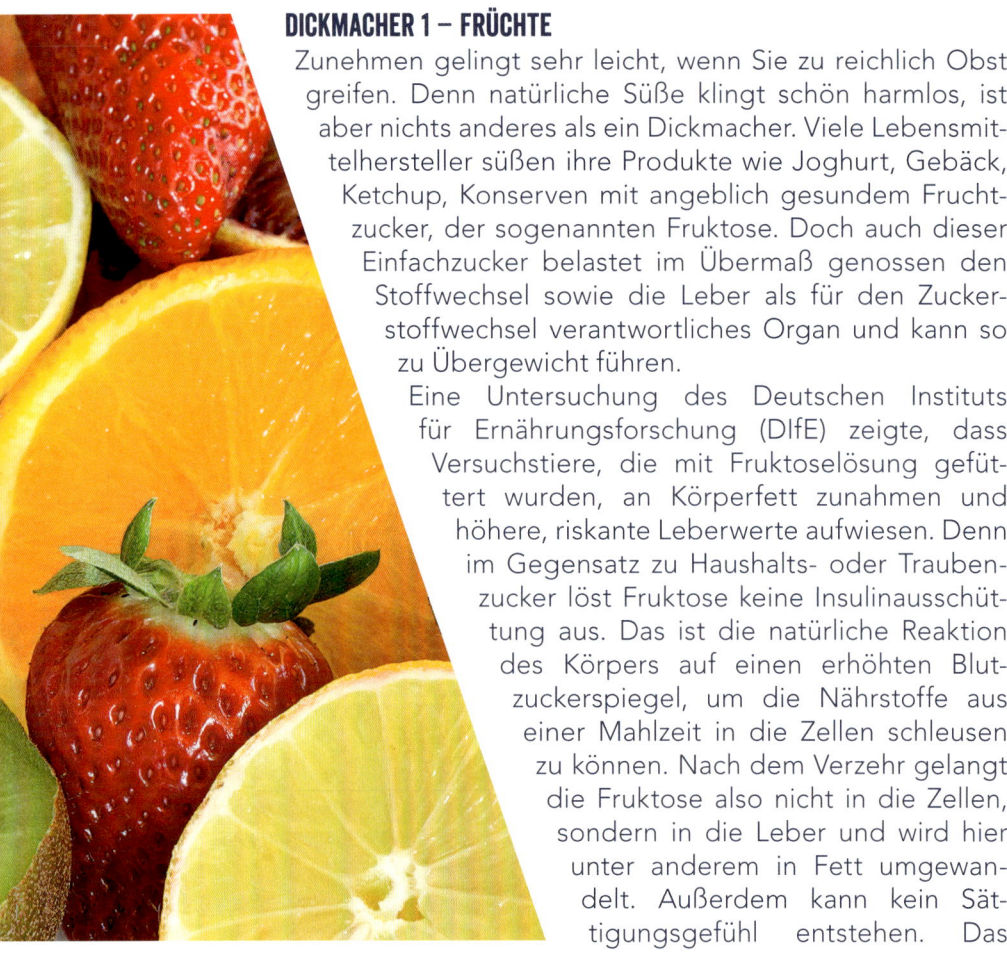

DICKMACHER 1 – FRÜCHTE

Zunehmen gelingt sehr leicht, wenn Sie zu reichlich Obst greifen. Denn natürliche Süße klingt schön harmlos, ist aber nichts anderes als ein Dickmacher. Viele Lebensmittelhersteller süßen ihre Produkte wie Joghurt, Gebäck, Ketchup, Konserven mit angeblich gesundem Fruchtzucker, der sogenannten Fruktose. Doch auch dieser Einfachzucker belastet im Übermaß genossen den Stoffwechsel sowie die Leber als für den Zuckerstoffwechsel verantwortliches Organ und kann so zu Übergewicht führen.

Eine Untersuchung des Deutschen Instituts für Ernährungsforschung (DIfE) zeigte, dass Versuchstiere, die mit Fruktoselösung gefüttert wurden, an Körperfett zunahmen und höhere, riskante Leberwerte aufwiesen. Denn im Gegensatz zu Haushalts- oder Traubenzucker löst Fruktose keine Insulinausschüttung aus. Das ist die natürliche Reaktion des Körpers auf einen erhöhten Blutzuckerspiegel, um die Nährstoffe aus einer Mahlzeit in die Zellen schleusen zu können. Nach dem Verzehr gelangt die Fruktose also nicht in die Zellen, sondern in die Leber und wird hier unter anderem in Fett umgewandelt. Außerdem kann kein Sättigungsgefühl entstehen. Das heißt, Sie haben nach dem Verzehr von Fruktose immer noch Hunger. Aus diesem Grund ist Fruchtzucker in frischem Obst mit Vorsicht zu genießen. Je süßer die Früchte, desto maßvoller sollten Sie zugreifen.

DICKMACHER 2 – VERSTECKTER ZUCKER

Viele herzhafte (Fertig-)Lebensmittel, die nicht süß schmecken, können reich an Zucker sein, zum Beispiel Pommes aus der Tiefkühltruhe, paniertes Fleisch, Geflügel und Fisch, Würzsoßen, Senf, eingelegter Fisch oder Gewürzgurken. Schauen Sie deshalb beim Einkauf immer erst auf die Zutatenliste: Je weiter vorne der Zucker genannt wird, desto mehr ist enthalten. Achten Sie außerdem auf Endungen wie -sirup, -ose oder -dextrin. Hier versteckt sich überall Zucker! Selbst Produkte mit der Bezeichnung »ohne Zucker« sind bedenklich. Meist bedeutet der Zusatz nur, dass auf Haushaltszucker verzichtet wurde. Der Zucker liegt dann in anderer Form wie Glukosesirup, Saccharose, Laktose oder Maltose vor. Künstliche Süßstoffe sind zwar kalorienfrei, haben aber den Nachteil, dass sie appetitanregend wirken.

DICKMACHER 3 – ALKOHOL

Mit sieben Kilokalorien pro Gramm erreicht Alkohol fast den Energiegehalt von Fett und ist damit eine flüssige Kalorienbombe. Außerdem regt Alkohol den Appetit an. Oft verliert man durch die entstehende Bewusstseinstrübung dann auch noch den Überblick, wie viel man nebenbei futtert. Zusätzlich bremst Alkohol die Fettverbrennung und regt Insulin an, das den Blutzuckerspiegel so rasch wie möglich zu senken versucht. Die Folge: Heißhunger. Außerdem schädigt übermäßiger Alkoholgenuss die Leber und hemmt Reparaturprozesse in den Zellen. Schließlich fordert der Alkoholabbau vom Körper einen erhöhten Energieeinsatz. Bei diesem entstehen wie bei allen Stoffwechselvorgängen schädliche Zwischenprodukte – zellschädigende freie Radikale. Durch all dies werden Verschleiß- und Alterungsprozesse beschleunigt.

DICKMACHER 4 – SNACKEN

Die kleine Leckerei nebenher ist eine fatale Kalorienfalle. Man isst zwar zu den Hauptmahlzeiten weniger und hat das Gefühl, kaum etwas zu sich zu nehmen, aber Kuchen und Kekse zwischendurch haben den Energiebedarf längst mehr als gedeckt.

DICKMACHER 5 – SCHLECHTER SCHLAF

Wer schlecht schläft, wird schneller dick. Studien zeigen, dass Normal- und Durchschläfer auch bei gleicher Kalorienzufuhr schlanker bleiben. Man geht davon aus, dass sich wenig Schlaf negativ auf die Zellneubildung, Stoffwechsel und Verdauung auswirken.

FETTE

Lange stand Fett auf dem Index, wenn es um eine schlanke Küche ging. Heute weiß man, dass Fette für Power sorgen und sogar beim Abnehmen helfen, wenn man die richtigen isst. Sie sorgen aber auch – beim Genuss von ungesunden Fetten und bei einem Zuviel davon – für überflüssige Depots am Körper. Denn Fett ist der energiereichste Nährstoff für den Organismus.

Für den Stoffwechsel sind Fette unentbehrlich: Sie dienen der Hormonproduktion, helfen bei der Aufspaltung von bestimmten Vitaminen, unterstützen den Zellaufbau und die Immunabwehr. Vom chemischen Aufbau her sind alle Fette gleich. Sie bestehen aus Glyzerin und drei sehr verschiedenen Fettsäuren. Man unterscheidet:

- Gesättigte Fettsäuren stecken vor allem in tierischen Fetten. Ihr großer Nachteil besteht darin, dass sie in sehr vielen Nahrungsmitteln »versteckt« vorkommen (Wurst, Chips, Pommes, Pizza, Käse, Pesto, Mayonnaise …).
- Ungesättigte Fettsäuren müssen wir mit der Nahrung aufnehmen, da unser Körper sie nicht selbst herstellen kann. Einfach ungesättigte Fettsäuren findet man in Oliven, Nüssen und Samen oder auch Avocados. Zwar kann sie der Körper aus anderen Fetten herstellen, trotzdem sollten Sie mehr davon

essen, weil die einfach ungesättigten Fettsäuren alle Blutfettwerte positiv beeinflussen.
- Ein Gramm Fett entspricht neun Kilokalorien.
- Tagesration: 1 Gramm pro Kilogramm Körpergewicht

FINGER WEG!

Sogenannte Transfettsäuren entstehen beim industriellen Verarbeitungsprozess von Pflanzenfetten und wirken sich negativ auf das Verhältnis von »schlechtem« (HDL-) und »gutem« (LDL-)Cholesterin aus. Sie sind in vielen Süßigkeiten und einigen Margarinesorten enthalten. Lesen Sie die Zutatenliste und achten Sie beim Einkaufen auf die Angabe »gehärtete pflanzliche Fette« in der Zutatenliste. Hier heißt es: Finger weg!

RICHTIG EINKAUFEN

Richtig essen beginnt beim Einkaufen. Hier entscheiden Sie, was in Ihren Vorrats- und Ihren Kühlschrank wandert und später bei Ihnen auf dem Teller landet. Zudem sparen gut kalkulierte Vorräte Zeit, Geld und – Kalorien! Das gilt nicht nur für Familien, sondern auch für Singles. Voraussetzung dafür ist eine gute Planung. Das heißt, Sie – oder derjenige, der

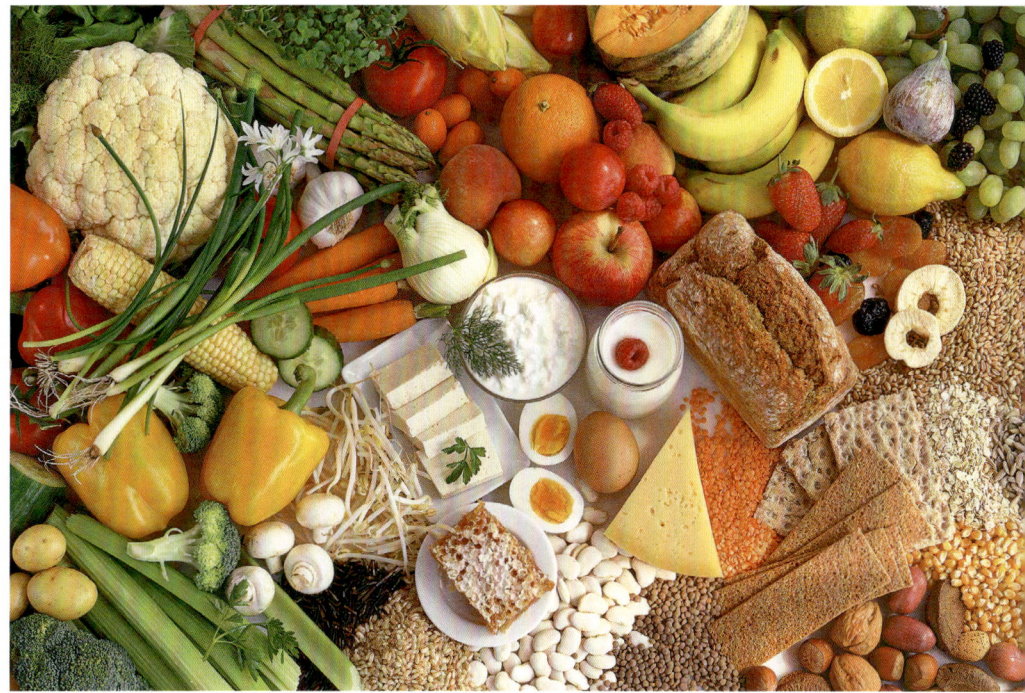

Eine ausgewogene und abwechslungsreiche Ernährung hält fit.

bei Ihnen dafür zuständig ist – sollten im Kopf haben, was Sie in der Woche essen möchten.

Da Sie nun wissen, was Sie tatsächlich brauchen, um fit zu werden und gesund zu bleiben, lassen Sie zukünftig beim Einkaufen bestimmte Nahrungsmittel außen vor und achten bei allem, was Sie einkaufen, vor allem auf Qualität statt Quantität. Denn schließlich sollten Sie es sich wert sein, nur hochwertige Lebensmittel zu sich zu nehmen.

Mit den folgenden Nahrungsmitteln können Sie unendlich viele schmackhafte, gesunde Gerichte zubereiten und gleichzeitig Ihre Fettverbrennung ankurbeln:

Fette
- Kalt gepresstes Olivenöl (für kalte Speisen und Salate), Rapsöl (zum Anbraten); nach Belieben gelegentlich auch Butter

Ballaststoffe und pflanzliches Eiweiß
- frisches Gemüse, je nach Angebot und Jahreszeit (auch Tiefkühlprodukte und Tomaten aus der Dose – hier auf der Zutatenliste auf Zuckerfreiheit achten)
- Obst, je nach Angebot und Jahreszeit (besonders Beeren, Papaya, Melonen, Ananas, Birne)
- Knoblauch, Zwiebeln und Ingwer
- Sojaproduke (Sojamilch, Sojasauce, Sojaöl, Tofu)

- Hülsenfrüchte (Bohnen, Erbsen, Linsen, Kidneybohnen aus der Dose)
- Naturreis, Basmatireis, Risottoreis
- Getreide (Gerste, Haferkleie, Couscous, Buchweizen, Hirse und Quinoa, Dinkel und Grünkern, Leinsamenschrot)
- Vollkornprodukte (Müsli, Vollkornbrot, Pumpernickel, Reis, Vollkornnudeln)

Tierisches Eiweiß
- Fisch und Meeresfrüchte (auch Tiefkühlprodukte)
- Pute oder anderes mageres Geflügel, mageres Wildfleisch, magerer Geflügelaufschnitt
- fettarmer Käse
- Milch (1,5 % und 3,5 % Fett)
- (Bio-) Eier

ICH KANN NICHT KOCHEN ...
Diese Ausrede zählt ab jetzt nicht mehr. Wer selber in der Lage ist, sein Essen zuzubereiten, bereichert sich nicht nur um ein kreatives Hobby, sondern weiß auch genau, was er zu sich nimmt.
Und: Kochen kann jeder, der ein Kochbuch lesen kann – es gibt sehr gute und anregende Einsteiger-Kochbücher – oder einen Internetzugang hat.

Würze
- Frische oder Tiefkühlkräuter wie Basilikum, Oregano, Thymian oder Rosmarin
- Gekörnte Gemüsebrühe
- Meersalz, schwarzer Pfeffer, Cayennepfeffer
- Honig, Agavensirup oder Ahornsirup zum Süßen

Extras
- Kürbiskerne, geschälte Mandeln, Sonnenblumenkerne

DAS MUSS RAUS
Die folgenden Produkte sind für eine gesunde Ernährung, die Sie fit hält, überflüssig, weil sie in erster Linie Kalorien, aber kaum oder gar keine wichtigen Nährstoffe enthalten:
- Zucker: Egal ob raffiniert oder aus Zuckerrohr – er beinhaltet so gut wie keine lebenswichtigen Inhaltsstoffe und bringt dafür maximale Kalorien, die im Nullkommanichts in Fett umgewandelt werden. Hände weg auch vor Produkten mit versteckten Zuckern.
- Weißes Mehl (Type 405) und Produkte aus Weißmehl (Weißbrot, Gebäck, Croissants, Kuchen, Kekse, Nudeln etc.):
  Zur Herstellung des Weißmehls werden die Außenschichten und der Keim des Getreidekorns entfernt. So ist es zwar lange haltbar und sieht schön aus, dafür aber hat es jegliche ernährungs-

physiologisch wertvolle Substanzen verloren.

- Geschälter oder polierter Reis: Auch hier werden der Haltbarkeit zuliebe die wertvollen nährstoffreichen Randschichten entfernt.
- Lebensmittel mit versteckten Fetten (gesättigten Fettsäuren): Sie schaden auf Dauer der Herz-Kreislauf-Gesundheit und sind neben Bewegungsmangel der Grund für Übergewicht.
  Dazu gehören Wurst und fettreicher Käse, rotes Fleisch, Kuchen und Gebäck, viele Fertiggerichte, Chips, Sahne, viele Süßigkeiten (Schokolade, Schokoriegel).
- Fertigmahlzeiten wie Pommes, Pizza, Fast-Food (Ausnahme: Tiefkühlgemüse und Fertiggerichte ohne Zusatzstoffe): Einheitsgeschmack und Zusatzstoffe, die man mit dem Essen gar nicht aufnehmen will, sind das eine, der hohe Nährwert ist das andere, was der Körper nicht braucht.
- Light-Produkte: Lesen Sie unbedingt die Zutatenliste, denn diese Nahrungsmittel sind zwar fettreduziert, aber trotzdem sehr energiedicht durch Zusatz von Zucker und anderen industriell verarbeiteten Kohlenhydraten. Außerdem verleiten sie zu größeren Portionen.
- Fertigwürzen: Sie enthalten häufig künstliche Aromastoffe und Geschmacksverstärker (z. B. Natriumglutamat), die Hunger machen.

DER RICHTIGE MIXER

Ein Küchenutensil sollten Sie sich unbedingt zulegen, so Sie es nicht schon längst haben. Mit einem Standmixer zaubern Sie im Handumdrehen hochwertige, frische Smoothies. So zaubern Sie schnell ein Frühstück (beispielsweise mit einem Frucht-Smoothie) oder eine Power-Zwischenmahlzeit vor dem Training (optimal: grüne Smoothies). Eine kleine Rezeptauswahl finden Sie ab Seite 134. Dafür brauchen Sie ein qualitativ hochwertiges Mittelklassemodell mit einer Drehzahl zwischen 13 000 und 20 000 Umdrehungen pro Minute. Der Motor sollte eine Wattstärke von mindestens 600 Watt haben. So überhitzt er beim Zerkleinern härterer Zutaten wie Wurzelgemüse oder Nüssen nicht. Außerdem sollte der Standmixer ein Volumen von mindestens einem Liter besitzen sowie einen Geschwindigkeitsregler. Die Reinigung eines Mixers ist extrem leicht. Nach dem Gebrauch einfach mit Wasser und einem kleinen Spritzer Spülmittel füllen, kurz anschalten und gründlich mit klarem Wasser ausspülen.

SÄURE-BASEN-BALANCE

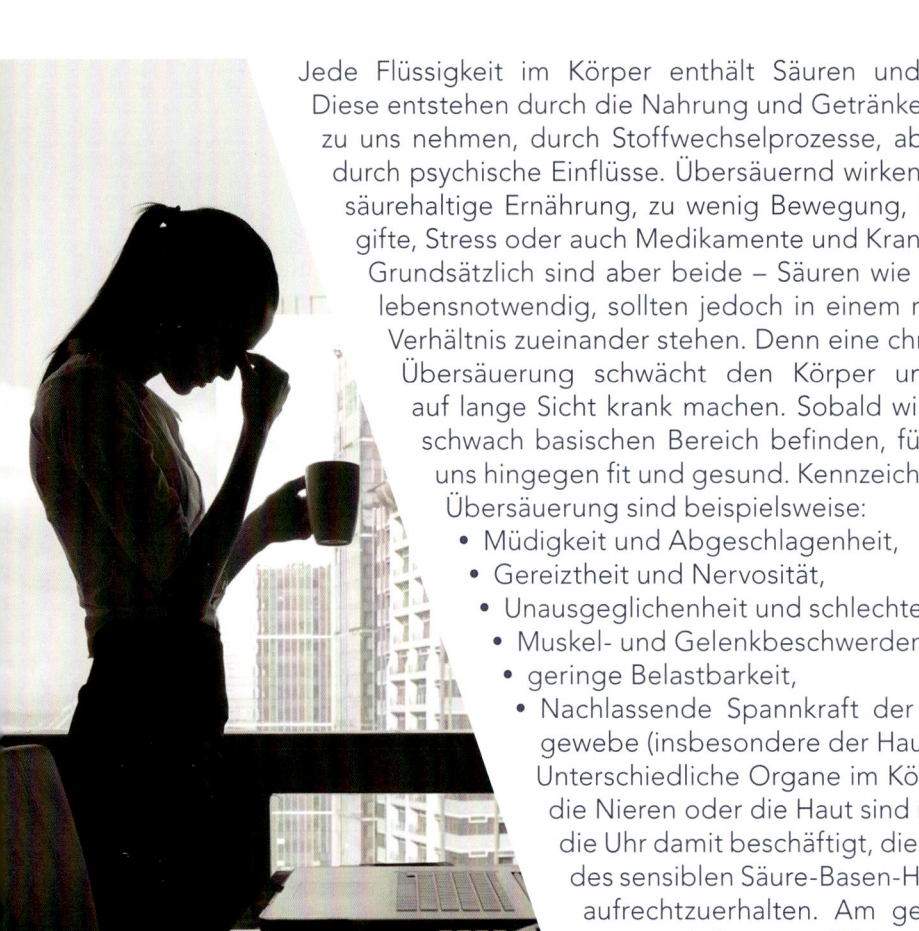

Jede Flüssigkeit im Körper enthält Säuren und Basen. Diese entstehen durch die Nahrung und Getränke, die wir zu uns nehmen, durch Stoffwechselprozesse, aber auch durch psychische Einflüsse. Übersäuernd wirken eine zu säurehaltige Ernährung, zu wenig Bewegung, Umweltgifte, Stress oder auch Medikamente und Krankheiten. Grundsätzlich sind aber beide – Säuren wie Basen – lebensnotwendig, sollten jedoch in einem richtigen Verhältnis zueinander stehen. Denn eine chronische Übersäuerung schwächt den Körper und kann auf lange Sicht krank machen. Sobald wir uns im schwach basischen Bereich befinden, fühlen wir uns hingegen fit und gesund. Kennzeichen einer Übersäuerung sind beispielsweise:

• Müdigkeit und Abgeschlagenheit,
• Gereiztheit und Nervosität,
• Unausgeglichenheit und schlechte Laune,
• Muskel- und Gelenkbeschwerden,
• geringe Belastbarkeit,
• Nachlassende Spannkraft der Körpergewebe (insbesondere der Haut).

Unterschiedliche Organe im Körper wie die Nieren oder die Haut sind rund um die Uhr damit beschäftigt, die Balance des sensiblen Säure-Basen-Haushalts aufrechtzuerhalten. Am gesündesten und fittesten fühlen wir uns, wenn sich unser Organismus im schwach basischen Bereich befindet. Unterstützend wirken eine basische Ernährungsweise, Bewegung und ein ausgewogenes Verhältnis von Belastung und Entlastung im Alltag.

Gemessen werden die Säuregrade mit dem sogenannten pH-Wert auf einer Skala zwischen 0 und 14. Der Neutralpunkt, an dem Säuren und Basen im gleichen Verhältnis stehen, ist pH 7 – das bezieht sich auf völlig reines, mineralienfreies Wasser. Alle Werte unter pH 7 zeigen saure und alle über pH 7 basische Reaktionen.

Körperflüssigkeiten jedoch haben verschiedene pH-Werte. Deshalb ist unser Säure-Basen-Haushalt keineswegs ausgeglichen, wenn unsere Körperflüssigkeiten pH 7 aufweisen. So findet man bei Menschen mit einem ausgeglichenen Säure-Basen-Haushalt – das ist der Fall, wenn im Körper genügend Basen vorhanden sind, um überschüssige Säuren zu neutralisieren – einen pH-Wert von 6,8 bis 7,5 und im Magen, der sauer sein muss, um seine Funktionen zu erfüllen, einen pH-Wert zwischen 1 und 2.

Sie können durch Ernährung und Bewegung Ihren Säure-Basen-Haushalt positiv beeinflussen. Idealerweise sollten 80 Prozent der Nahrung aus Basen bildenden Lebensmitteln – das sind im Wesentlichen Obst und Gemüse – und lediglich 20 Prozent aus Säure bildenden Lebensmitteln bestehen. Die folgenden Tipps helfen Ihnen dabei:

- Verzehren Sie zu jeder Mahlzeit Gemüse, Salat oder frisches, nicht zu süßes Obst.
- Wenn Sie Fisch, Fleisch oder Käse essen, genießen Sie dazu immer eine große Portion basenbildendes Gemüse. Die zwei- oder vierfache Menge gleicht die Säuren aus; Kartoffeln sind besonders basisch.
- Getreideprodukte wie Brot oder Nudeln übersäuern, deshalb auch hier auf eine ausreichend große Portion Gemüse oder Salat achten.
- Süßigkeiten, Kuchen und Weißbrot maßvoll verzehren; denn süß macht sauer!
- Keine kalorienhaltigen Zwischenmahlzeiten.
- Versorgen Sie sich mit ausreichend Flüssigkeit in Form von Wasser.
- Bewegen Sie sich an der frischen Luft: Auch über den Atem werden Säuren ausgeschieden.

SELBSTTEST

Zur Ermittlung Ihres pH-Werts besorgen Sie sich Teststreifen in der Apotheke und halten einen davon unter den sogenannten Mittelstrahlurin am Morgen (nicht der Anfangsurin). Notieren Sie sich die Werte über zwei bis drei Wochen. So haben Sie eine perfekte Kontrolle über die Entwicklung Ihres Säure-Basen-Haushalts.

UNSER ERNÄHRUNGSPROGRAMM

Richtig Essen und Trinken ist keine Wissenschaft, trotzdem kann man jede Menge dabei falsch machen und seinen Fitness-Level, aber auch das eigene Wohlbefinden dadurch schwächen. Wir haben für jeden Typ ein effektives Sportprogramm zusammengestellt – für Anfänger und Wiedereinsteiger, für Trainierte und Fortgeschrittene und für Cracks. Nehmen Sie sich für jedes Programm sechs Wochen Zeit. Parallel dazu widmen Sie sich Ihrer Ernährung. Ziel ist eine langfristige Änderung des Lebensstils durch regelmäßiges Kraft- und Ausdauertraining sowie eine Ernährungsumstellung.

Das schaffen Sie, wenn Sie sich zuerst kleine Ziele setzen und diese – nach und nach – immer mehr Ihren Bedürfnissen anpassen. Weitere Empfehlungen, mit denen Sie Ihren Alltag so gestalten können, dass Sie wirklich für immer fit bleiben, finden Sie ab Seite 150.

Für alle Trainingstypen gelten die Ernährungsempfehlungen auf den folgenden Seiten.

FRÜHSTÜCKEN SIE!

Wer morgens isst, lebt insgesamt gesünder als Frühstücksmuffel. Zahlreiche Studien belegen zudem, dass das Frühstück Herz und Kreislauf schützt und bei der Gewichtsreduktion hilft. Im Allgemeinen holen Nicht-Frühstücker die vermeintlich gesparten Kalorien dann am späten Vormittag spätestens wieder herein, und das in vielen Fällen sogar doppelt und dreifach.

Ideal für morgens sind Kohlenhydrate aus Müsli und/oder einer Obstmahlzeit. Das kann ein Fruchtsmoothie sein, oder noch besser: Sie gönnen sich einen grünen Smoothie als Vitalstoffbombe. Die kann der Körper jetzt gut verwerten und muss nicht auf Energiesparen umschalten.

Für sportliche Menschen ohne Übergewicht ist auch ein Eiweiß-Frühstück zu empfehlen, denn der Körper kann auch aus Eiweiß Glukose bilden – sofern Sie körperlich aktiv sind. Das kostet ihn sogar noch eine Portion Extra-Energie und macht noch schneller schlank.

ZUM MITNEHMEN

Ideal als kalorienarmer Kick für zwischendurch, der noch reichlich Vitalstoffe im Gepäck hat, sind Papaya-Würfel. Die Frucht ist reich an wertvollen Inhaltsstoffen wie dem Enzym Papain, das die Darmgesundheit unterstützt und den Eiweißstoffwechsel positiv beeinflusst. Die orangefarbenen Würfel können Sie zuhause prima vorbereiten und portionsweise einfrieren. Morgens einfach aus dem Kühlfach holen und mit ins Büro nehmen.

MITTAGESSEN: BALLASTSTOFFE, GESUNDE FETTE UND EIWEISS

Wenn Sie gut und ballaststoffreich gefrühstückt haben und anschließend darauf achten, dass Sie ausreichend trinken (siehe Seite 126), können Sie sich mittags auch eine größere Portion gönnen. Ihr Stoffwechsel läuft jetzt auf Hochtouren und hat bis abends noch genug Zeit, um auch größere Kohlenhydratportionen beispielsweise aus Kartoffeln, Reis oder Nudeln zu verdauen. Ideal ist jetzt eine Kombination aus sättigenden Ballaststoffen und einem hohen Anteil von gesunden Fetten und Eiweiß. So stellen Sie Ihrem Körper für die nächsten Stunden wertvolle Energie zur Verfügung und

bleiben fit und konzentriert. Empfehlenswert ist immer die Kombination von Salat, Gemüse, Reis oder Pasta mit oder ohne Fleisch und Fisch. Sollten Sie nachmittags trotzdem Hunger bekommen und in ein Leistungstief geraten, trinken Sie ein großes Glas Wasser und/oder greifen Sie zu Nüssen (ungesalzen), hartgekochten Eiern, Rohkoststicks, fettarmem Joghurt, Magerquark oder nicht zu süßem Obst.

ABENDS: EIWEISS UND WENIGE ODER ÜBERHAUPT KEINE KOHLENHYDRATE

Wenn Sie abends nicht zu spät essen (möglichst vor 20 Uhr) und dabei auf die richtige Nährstoffkombination achten, schlafen Sie gut und verbrennen so im Schlaf die Energie aus der letzten Mahlzeit und aus den körpereigenen Fettreserven. Ideal ist der Mix aus einer großen Portion Gemüse mit einer Portion Eiweiß (200 Gramm) in Form von magerem Fleisch, Fisch, Eiern, Soja- oder Lupinenprodukten (Tofu, Lupinensteaks) und einer kleinen Portion Kohlenhydraten in Form von Wild- oder Naturreis, Kartoffeln oder Pasta.

Wenn Sie schneller abnehmen möchten, lassen Sie die Kohlenhydrate ganz weg. Denn der Körper schaltet abends auf Sparflamme und braucht sie nachts nicht. Je eiweißhaltiger das Abendessen ausfällt, desto mehr hat Ihr Regenerationsstoffwechsel nachts zu tun, um Fett abzubauen.

ABNEHM-TURBO

Wenn Sie einmal etwas zügiger Pfunde einschmelzen wollen, können Sie Ihr Mittagessen auch ausfallen lassen. Für zwischendurch empfehlen sich ein grüner Smoothie oder kalorienarme Snacks. Die letzte Mahlzeit nehmen Sie dann um 17 Uhr ein, und zwar mit der Nährstoffkombination des Abendessens. So verlängern Sie die nächtliche Fettverbrennungsphase. Setzen Sie diese Maßnahme aber nur gelegentlich ein oder wenn Sie wirklich viel trainieren und Ihren Stoffwechsel auf diese Weise ankurbeln. Sonst verlangsamt sich Ihr Grundumsatz und Sie tappen unversehens in die Jo-Jo-Falle.

TRINKEN SIE GENÜGEND!

Ohne Wasser läuft im Körper nichts, schließlich bestehen wir zu über 70 Prozent aus diesem Element. Nur können wir es nicht bevorraten. Deshalb ist eine ausreichende Flüssigkeitszufuhr für alle Stoffwechselvorgänge unentbehrlich ebenso wie für ein frisches Aussehen und straffe Körpergewebe. Wenn wir nur zwei Prozent Flüssigkeit unseres Körpergewichts verlieren, mindert das die Ausdauer und erhöht die Krampfbereitschaft. Verluste über vier Prozent reduzieren die Kraftleistung der Muskulatur und ab fünf Prozent kann es zu schwerwiegenden körperlichen Veränderungen wie Kreislaufproblemen oder gar Kollaps kommen. Um einem Leistungsabfall vorzubeugen, sollten Sie dem Körper verlorene Flüssigkeit immer rasch zurückgeben. Beim Training ideal sind mineralstoffreiche stille Mineralwasser mit einem Natriumanteil von 400 mg/l und einem Kalzium-Magnesium-Verhältnis von 2:1. Schorle aus Apfelsaft und Wasser in einer Mischung von 1:3 liefert Elektrolyte und durch den Zucker auch Energie, die man für längere Trainingsphasen benötigt. Vom entstandenen Wasserverlust sollten Sie am besten insgesamt 150 Prozent ersetzen, davon 80 Prozent während des Trainings und 70 Prozent danach. Auch beim Abnehmen spielt dies eine nicht zu unterschätzende Rolle: Wasser erhöht den Energieumsatz. Eine Studie an der Charité Berlin zeigte, dass Testpersonen, die einen halben Liter stilles Wasser tranken, einen um 50 Kalorien erhöhten Energieumsatz aufwies. Außerdem sättigt ein Glas Wasser zwischendurch, da es den Magen füllt und so dem Gehirn einen (vorübergehend) vollen Magen signalisiert. Ideal sind bis zu zweieinhalb Liter Wasser und ungesüßter Tee am Tag, wenn Sie zur heißen Jahreszeit oder beim Sport schwitzen, auch etwas mehr. Kalorienfreie Getränke sind vom Energiegehalt her betrachtet in Ordnung, allerdings sollten Sie selber wissen, ob Sie Ihrem Körper die vielen chemischen Zusatzstoffe zumuten möchten. Das gleiche gilt für isotonische Getränke, die mit Mineralstoffen, aber auch mit Farbstoffen und Süßungsmitteln angereichert sind.

DAS FOREVER-FIT-PROGRAMM FÜR ANFÄNGER UND WIEDEREINSTEIGER

Teilen Sie sich vier Tage pro Woche ein, an denen Sie nach dem Einsteigerprogramm leben wollen. Die anderen drei Tage pro Woche können Sie so essen, trinken* und sich bewegen, wie Sie möchten.

Das Programm könnte dann folgendermaßen aussehen: *Montag und Samstag:* Ernährung und Ausdauer *Dienstag und Sonntag:* Ernährung und Workout *Mittwoch bis Freitag:* frei

DAS FOREVER-FIT-PROGRAMM FÜR TRAINIERTE UND FORTGESCHRITTENE

Teilen Sie sich fünf Tage pro Woche ein, an denen Sie nach dem Aufbauprogramm leben wollen. Zwei Tage pro Woche können Sie so essen, trinken* und sich bewegen, wie Sie möchten.

Das Programm könnte dann folgendermaßen aussehen: *Montag, Mittwoch und Samstag:* Ernährung und Workout *Dienstag und Sonntag:* Ernährung und Ausdauer *Donnerstag und Freitag:* frei

DAS FOREVER-FIT-PROGRAMM FÜR CRACKS

Teilen Sie sich sechs Tage pro Woche ein, an denen Sie nach diesem »Königsklasse«-Programm leben wollen. Einen Tag pro Woche können Sie so essen, trinken* und sich bewegen, wie Sie möchten.

Das Programm könnte dann folgendermaßen aussehen: *Montag, Mittwoch und Freitag:* Ernährung und Workout *Dienstag, Donnerstag und Samstag:* Ernährung und Ausdauer, *Sonntag:* frei

* Versuchen Sie an allen Programmtagen auf Alkohol zu verzichten und gönnen Sie sich an Ihren freien Tagen maximal ein »Genuss«-Glas.

SO HALTEN SIE DURCH

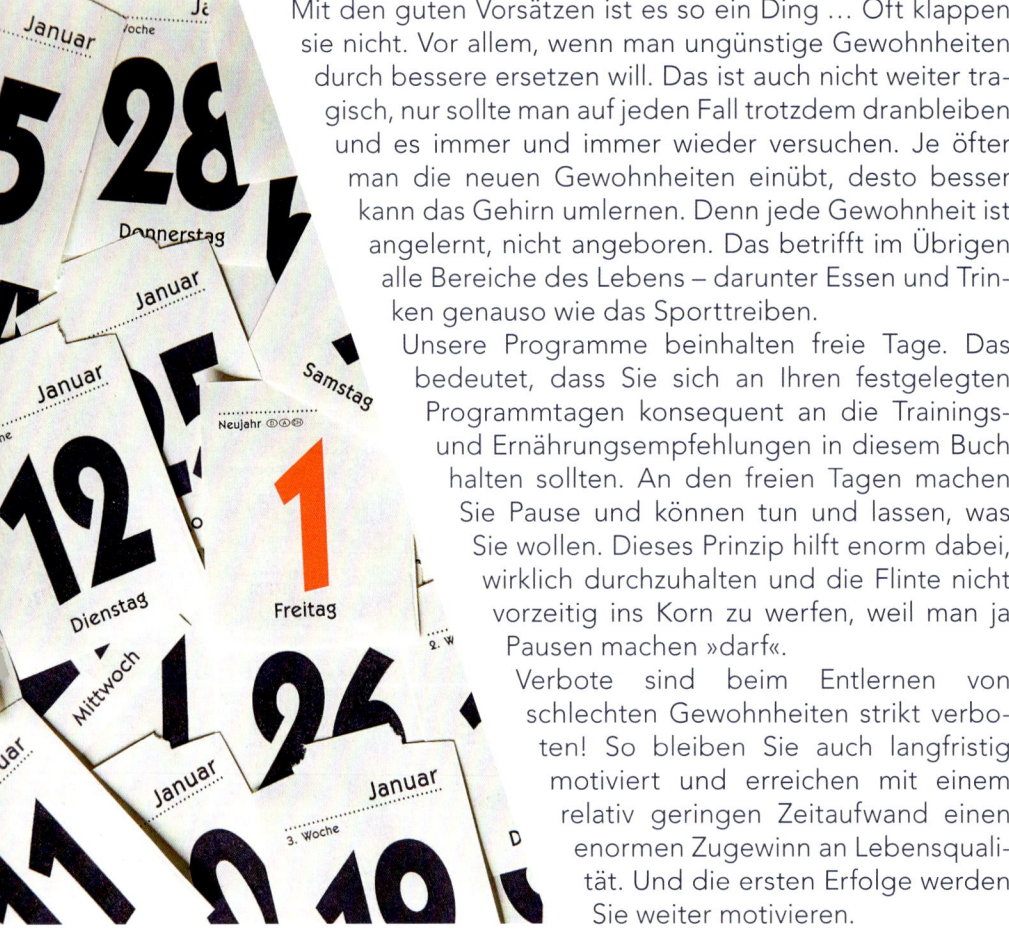

Mit den guten Vorsätzen ist es so ein Ding … Oft klappen sie nicht. Vor allem, wenn man ungünstige Gewohnheiten durch bessere ersetzen will. Das ist auch nicht weiter tragisch, nur sollte man auf jeden Fall trotzdem dranbleiben und es immer und immer wieder versuchen. Je öfter man die neuen Gewohnheiten einübt, desto besser kann das Gehirn umlernen. Denn jede Gewohnheit ist angelernt, nicht angeboren. Das betrifft im Übrigen alle Bereiche des Lebens – darunter Essen und Trinken genauso wie das Sporttreiben.

Unsere Programme beinhalten freie Tage. Das bedeutet, dass Sie sich an Ihren festgelegten Programmtagen konsequent an die Trainings- und Ernährungsempfehlungen in diesem Buch halten sollten. An den freien Tagen machen Sie Pause und können tun und lassen, was Sie wollen. Dieses Prinzip hilft enorm dabei, wirklich durchzuhalten und die Flinte nicht vorzeitig ins Korn zu werfen, weil man ja Pausen machen »darf«.

Verbote sind beim Entlernen von schlechten Gewohnheiten strikt verboten! So bleiben Sie auch langfristig motiviert und erreichen mit einem relativ geringen Zeitaufwand einen enormen Zugewinn an Lebensqualität. Und die ersten Erfolge werden Sie weiter motivieren.

Mit den folgenden Tipps kann es jeder schaffen – auch Sie:

- *Eine klare Entscheidung steht immer am Anfang.* Keine schwachen Formulierungen, wie: »Ich schau mal, ob ich es schaffe.« Nein, Sie müssen es wollen, ab heute nicht mehr zu rauchen, mit dem Einsteigerprogramm fürs Gehen anzufangen oder besser und gesünder zu essen. Setzen Sie sich dazu realistische, machbare Ziele – oder etwas drastischer ausgedrückt: »Keep it simple and stupid.«

- *Nehmen Sie sich einen Zeitraum von 20 bis 30 Tagen vor.* So lange braucht das Gehirn, um eine neue Gewohnheit zu verankern. Wenn Sie sich zu Beginn sagen: »Ich will ab sofort und für den Rest meines Lebens einen perfekten Lebensstil pflegen«, überfordert das. Setzen Sie sich also erst einmal einen überschaubaren Zeitrahmen von vier Wochen für den Einstieg und entscheiden Sie danach, ob und wie Sie weitermachen.

- *Seien Sie proaktiv.* So nennt man es, wenn man ins Handeln kommt, bevor man dazu gezwungen wird, beispielsweise durch eine ärztliche Diagnose. Gewohnheiten ohne Leidensdruck zu ändern, motiviert stärker als mit.

- *Sehen Sie die Vorteile, die Ihnen durch die Änderung Ihres Lebensstils entstehen.* Zum Beispiel: »Ich sehe besser aus, meine Haut ist straffer, meine Körpersilhouette ist trainiert und kraftvoll.« »Ich habe einen langen Atem und komme nicht mehr so leicht aus der Puste.« »Ich habe mehr Kraft, meine Haltung und auch mein Auftreten wirken dynamischer und kraftvoller.«

- *Planen Sie Ihr Forever-Fit-Programm jeden Tag genau ein.* Führen Sie ein Trainings- und Ernährungstagebuch, um sich zu kontrollieren und zu motivieren. Machen Sie sich im Vorfeld auch mögliche Hindernisse bewusst und versuchen Sie, diese auszuschalten. Legen Sie beispielsweise Ihr Training auf die Zeit nach dem Aufstehen, dann kann Ihre Einheit nicht in der Alltagsroutine versanden. Planen Sie ebenso Ihre Einkäufe für Ihre Mahlzeiten und sorgen Sie für eine geschickte Vorratshaltung. Versuchen Sie, auch Ausreden auszubremsen: »Ich fühle mich heute nicht so gut, bleibe aber dran, weil es mir guttun wird.«

- *Kalkulieren Sie Rückfälle ein.* Machen Sie sich keine Vorwürfe und führen Sie Ihr Programm am nächsten Tag weiter fort.

- *Sprechen Sie mit Ihrer Familie*, mit Freunden und Kollegen darüber, dass Sie Ihr Leben ändern möchten. So setzen Sie sich selbst unter Zugzwang.

- *Glauben Sie an sich!* Sie sind der einzige Mensch, der Ihr Leben ändern kann, niemand anders.

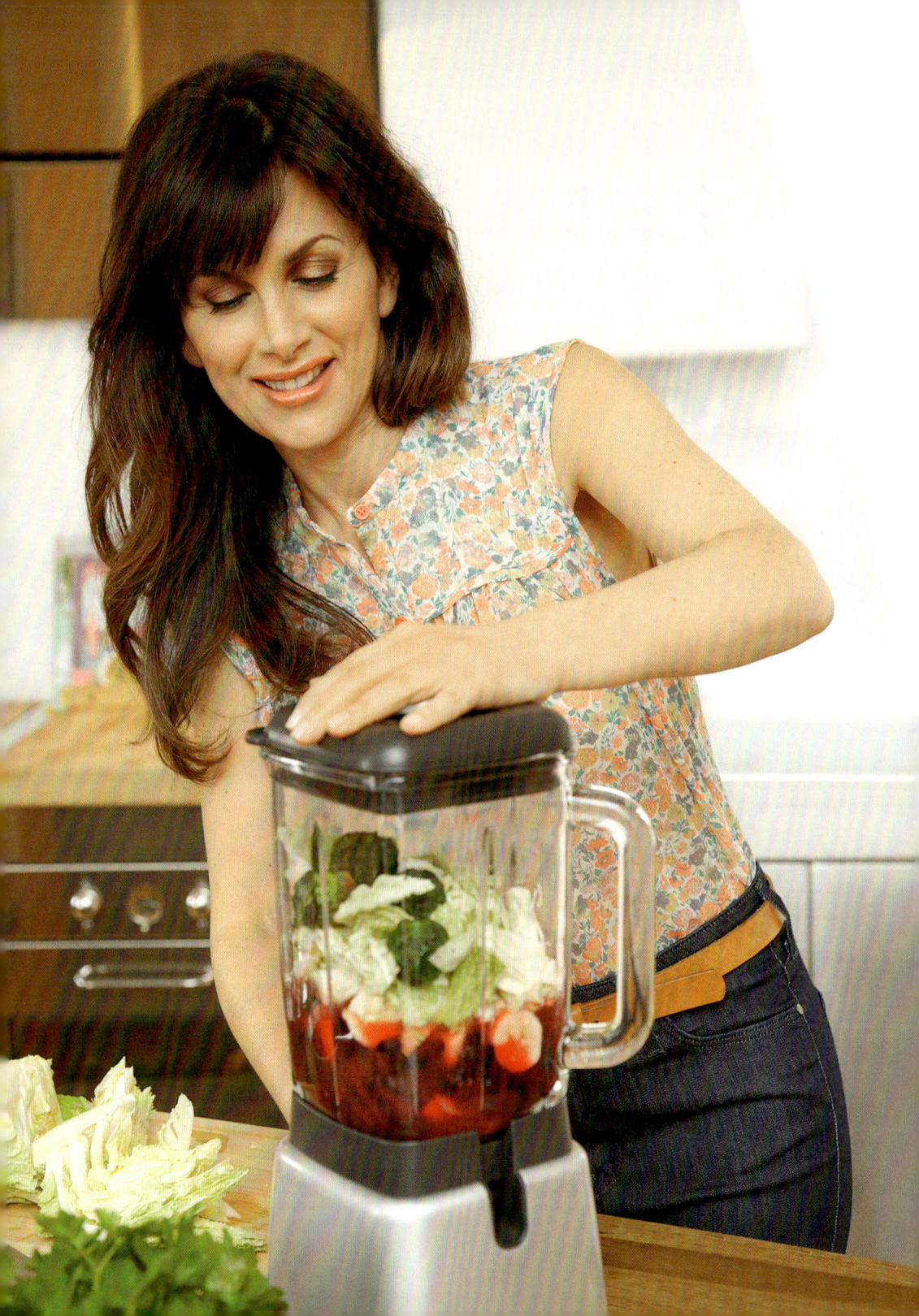

PERSONAL SMOOTHIES

Die flüssigen Mahlzeiten und Vital-stoffbomben machen das Abnehmen und Halten des Wunschgewichts noch einfacher. Sie sind ideal für alle, die (vor allem morgens) nicht lange in der Küche stehen wollen und trotz-dem ein Frühstück zu sich nehmen möchten, das Sie optimal mit Energie versorgt. Im Gegensatz zu handels-üblichen Smoothies, also jenen Kalo-rienbomben, die es in Supermärk-ten oder in Fast-Food-Restaurants gibt, sind die Rezepte ab Seite 134 alle frei von zusätzlichen Süßstoffen oder gar Sahne. Beide Zutaten sind ebenso wie künstliche kalorienfreie Süßstoffe auch für cremige Smoo-thies völlig verzichtbar.

Der Clou: Sie nehmen mit einem selbst zubereiteten Smoothie aus fri-schen Zutaten jede Menge wertvoller Inhaltsstoffe auf, die Ihren Stoffwech-sel auf Trab bringen. So enthalten beispielsweise Ananas und Papaya Enzyme, die den Eiweißstoffwechsel anregen. Bananen mit ihrem hohen Kaliumanteil wirken entwässernd (sind aber sehr energiereich und deshalb nur als Zutat für einen Frühstücks- oder Mittags-Smoothie geeignet). Dazu können Sie sogenannte Power-foods zugeben wie etwa Ingwer oder Goji-Beeren (mehr dazu auf Seite 144). Durch ihre bioaktiven Pflanzenstoffe schützen sie die Zellen und stärken damit unsere Immunabwehr. Nicht zuletzt machen Smoothies einfach Lust auf frische Lebensmittel. Noch nie war es so leicht, die Empfehlung der Deutschen Gesellschaft für Ernäh-rung »Fünf Mal Obst und Gemüse am Tag« zu erfüllen, und zwar ohne Zwi-schenmahlzeiten, sondern einfach mit einem Frucht- und einem grünen Smoothie. Zur besseren Übersicht haben unsere Smoothies unterschied-liche Farben in den Rezeptnamen:

- **5-Tage-Kur-Smoothies** – ihr Nähr-stoffmix ist einfach perfekt zur Ernährungsumstellung.
- **Grüne Smoothies** mit Gemüse und Salat als Hauptzutat: sehr gesund!
- **Powerfoods** machen Ihren Mix zum Super-Vital-Smoothie.
- **Gehaltvollere Smoothies** schme-cken nicht nur Kindern fantastisch.

SMOOTHIES, DIE PUSHEN

Frucht-Smoothies haben ihre Nährstoffqualitäten, nähren aber vor allem durch ihren Fruchtzucker- und Ballaststoffgehalt. Grüne Smoothies bestehen in erster Linie aus grünem Gemüse. Das hört sich erstmal etwas bitter an. Denn tatsächlich enthalten Salate, Kräuter und grüne Gemüse reichlich gesunde Bitterstoffe. Mixt man ein wenig Obst darunter, hat man allerdings in Minutenschnelle eine kalorienarme, ballaststoff- und eiweißreiche Flüssigmahlzeit, die man auch zwischendurch genießen kann, wenn einen der Hunger plagt oder man sich vor dem Training einen Energieschub geben möchte.

SMOOTHIE-BASICS

Damit Ihre Smoothies gut schmecken, aber auch gesund und abwechslungsreich sind, brauchen Sie:

Mixer: Neben einem Schneidebrett und guten Messern das wichtigste Utensil (siehe auch Seite 121).

Grünes Blattgemüse: Es hat kaum Kalorien und liefert verarbeitet zum grünen Smoothie hochkonzentrierte Nähr- und Vitalstoffe in natürlicher Form. Denn der Mikronährstoffgehalt grüner Blätter übertrifft sogar den von Fleisch, Milch oder Getreide. Kopfsalat können Sie dabei außen vor lassen, weil er zwar sehr ballaststoff- und wasserreich ist, aber arm an Mineralstoffen und Vitaminen. Wahre Vitalstoffbomben sind Wildgemüse, Kräuter, grüne Kulturgemüse (z. B. Mangold, Spinat) sowie die Blätter von Möhren, Radieschen, Kohlrabi und Rote Bete. Außerdem enthalten alle grünen Gemüse Chlorophyll. Der grüne Blattfarbstoff wirkt basisch, sorgt für eine gesunde Darmflora und gesunde Zellen.

Gemüse: Alle Gemüse sind (vor allem aus saisonalem Freilandanbau) reich an gesunden Inhaltsstoffen, die optimal für den Körper verwertbar sind. Sie enthalten viele sättigende Ballaststoffe und wenig Kalorien.

Sprossen: Reich an pflanzlichem Eiweiß, basisch wirkend und mit einem extrem hohen Gehalt an Mineralien und Vitaminen geben sie Smoothies ein Stück Extra-Power.

Kräuter: Über Jahrhunderte waren sie die einzigen Heilmittel, die dem Menschen zur Verfügung standen. In der Smoothie-Küche sorgen sie außerdem für nuancenreiche Aromen. Im Trend liegen Wildkräuter wie Löwenzahn, Brennnessel, Gänseblümchen oder Sauerampfer.

Obst: Frische Früchte liefern zwar mehr Energie aufgrund des darin enthaltenen Fruchtzuckers, sind aber ballaststoffreich und enthalten meist viel Vitamin C, das den Fettstoffwechsel ankurbelt. Grundsätzlich können Sie für einen Morgen- oder Mittags-Smoothie jedes Obst verwenden, nur bei Bananen und Trockenfrüchten sollten Sie aufgrund des sehr hohen Zuckeranteils Maß halten. Aufgrund ihrer besonderen Vitalstoffe empfehlenswert sind Ananas, Beeren, Melone, Zitrusfrüchte, nicht zu süße Äpfel und Birnen.

DIE 5-TAGE-SMOOTHIE-KUR

Verknüpfen Sie Ihr individuelles Trainingsprogramm fünf Tage lang mit dem Genuss von frischen Obst- und Gemüse-Smoothies. So leiten Sie gleichzeitig eine Ernährungsumstellung in Richtung »fit« ein.

- An den Kurtagen trinken Sie morgens und mittags je einen der Smoothies von Seite 134 bis 136. Dazwischen gibt es nach Belieben einen oder zwei grüne Smoothies (z. B. vormittags und nachmittags) und Wasser für die Versorgung des Flüssigkeitshaushalts. Abends essen Sie eine Portion Eiweiß (beispielsweise Geflügel, Fisch oder Ei oder als Vegetarier Tofu oder Lupinensteaks) mit Gemüse, ein reines Gemüsegericht oder, wenn Sie Rohkost gut vertragen, auch einen Salat.

- Verzichten Sie wegen der anregenden Wirkung in dieser Zeit auf Alkohol, Nikotin, schwarzen Tee und Kaffee. Auch grüner Tee wirkt anregend, hat aber als günstigen Nebeneffekt noch eine immunstärkende Wirkung. Trinken Sie außerdem jeden Tag genug.
- Tabu sind auch Süßigkeiten, Fertiggerichte und Weißmehlprodukte.
- Sollten Sie zwischendurch Hunger bekommen, greifen Sie zu kalorienarmen, frischen Snacks (siehe auch Seite 114).

GESUND MIT DETOX

Nicht zuletzt die Hollywood-Stars haben bei uns das Detox-Prinzip bekannt gemacht. Der Begriff aus der Drogen- bzw. Entgiftungstherapie wird im Wellness- und Ernährungsbereich für das Ausleiten von Gift- und Abfallstoffen aus dem Körper verwendet. Dabei reichen die Maßnahmen von stoffwechselfördernden Anwendungen wie Sauna, Massagen und Co. über Entspannungstraining und Sport bis hin zu gesunder Ernährung. Letztlich geht es genau um all das, worum es in diesem Buch geht: Gesund leben, um fit und lebendig zu bleiben.

RUCOLA-BASILIKUM-SMOOTHIE

1 mittelgroße Rote Bete | 2 Äpfel | Saft von ½ Bio-Limette | 2 Handvoll Rucola | 2 Stängel Basilikum | 2 TL Agavensirup

1 Die Rote Bete schälen (dazu Einmalhandschuhe verwenden) und achteln. Die Äpfel waschen, vierteln und kleinschneiden. Rucola und Basilikum waschen.

2 Alle Zutaten mit 200 ml Wasser in den Mixer geben und pürieren. Nach Belieben mit Agavensirup nachsüßen.

ROTE-BETE-SMOOTHIE

300 g Ananas | 80 g Rote Bete | 1 Apfel | 1 Möhre | 1 Stück frischer Ingwer (ca. 3 cm) | Saft von 1 Orange | 1 TL Rapsöl

1 Die Ananas schälen und den harten Strunk herausschneiden. Das Fruchtfleisch in Stücke schneiden. Rote Bete schälen (dazu Gummihandschuhe tragen). Den Apfel waschen und vierteln. Die Möhre schälen, beide Enden abschneiden und den Rest in Stücke schneiden. Den Ingwer schälen.

2 Apfelviertel und Rote Bete mit Möhrenstücken, Orangensaft und Rapsöl fein pürieren, dann Ananas und Ingwer zugeben und nochmals gut durchmixen.

Ideal als leichtes »Mittagessen«

GRÜNER PAPRIKA-APFEL-SMOOTHIE

1 grüne Paprikaschote | 1 grüner Apfel | 1 Kohlrabi | 2 Tomaten

1 Die Paprikaschote waschen, vierteln, von Stiel und Kernen befreien, in grobe Stücke schneiden und diese in den Mixer geben. Den Apfel waschen, vierteln und nach Belieben entkernen. Das Fruchtfleisch grob schneiden. Den Kohlrabi schälen, die Tomaten waschen und von Stielansätzen befreien. Beides in Stücke schneiden und alles zusammen in den Mixer geben.

2 200 ml Wasser zugeben und das Gemüse auf höchster Stufe in etwa 4 Minuten cremig pürieren – bei Bedarf mehr Wasser hinzufügen.

IMMER FÜR ZWEI

Alle Smoothie-Rezepte sind für zwei Portionen berechnet. So haben Sie entweder gleich einen für den nächsten Tag in Reserve – einfach nur kühl stellen – oder genießen zu Zweit.

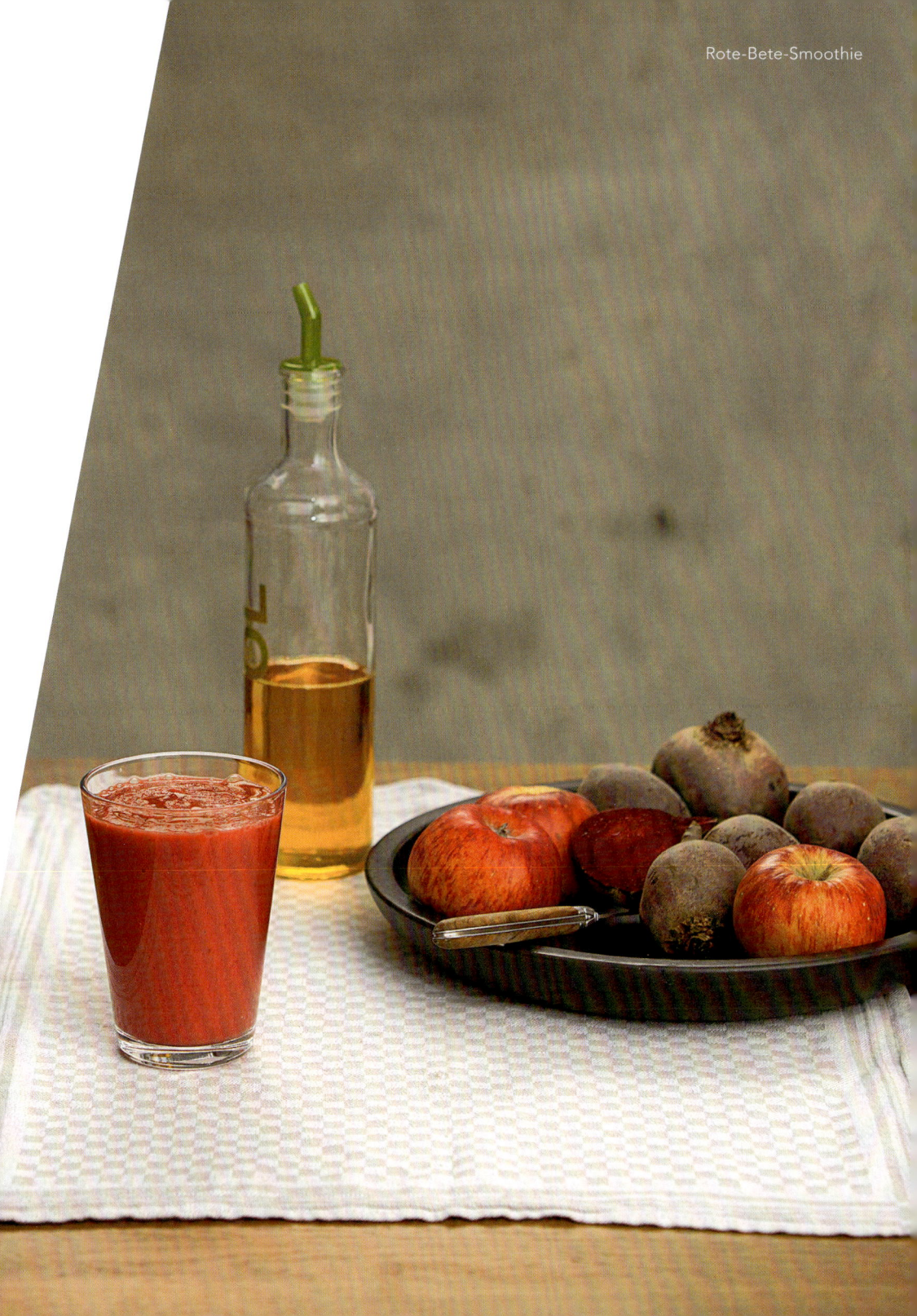

TOMATEN-CHILI-SMOOTHIE

350 g Kirschtomaten | 3 Stängel glatte Petersilie | 1 Knoblauchzehe | 1 Frühlingszwiebel | Saft von 1 Bio-Limette | ½ rote Chilischote | 1 Prise Cayennepfeffer | 1 TL Agavendicksaft | 1 TL Olivenöl | 3 getrocknete Tomaten (Glas) | ¼ gelbe Paprikaschote (entkernt) | Meersalz | schwarzer Pfeffer aus der Mühle

1 Die Tomaten waschen und halbieren. Petersilie waschen, 2 Stängel grob hacken, Knoblauch abziehen und halbieren. Frühlingszwiebel waschen und grob schneiden. Falls Sie den Smoothie als Suppe servieren möchten: 3 Kirschtomaten, 1 Petersilienstängel und die Paprikaschote für die Einlage beiseite stellen.

2 Alle übrigen Zutaten in den Mixer geben und pürieren. Mit Salz und Pfeffer würzen. 100 ml Wasser hinzufügen. (Für eine Suppe das Wasser eventuell weglassen.)

3 Für die Garnitur der Suppe die 3 Kirschtomaten halbieren, die Paprikaschote klein schneiden und Petersilienblätter abzupfen.

Schmeckt auch als kalte oder warme Suppe

MELONEN-MINZE-SMOOTHIE

¼ mittelgroße Wassermelone (etwa 600 g mit Schale) | ¼ Gurke | 1 Handvoll frische Minze | 1 Bio-Zitrone | 1 EL Rosinen oder ½ Birne

1 Die Wassermelone schälen und das Fruchtfleisch klein schneiden. Das Gurkenstück waschen und vierteln. Die Minze waschen und trocken schütteln.
Die Zitrone heiß waschen, halbieren und entsaften. Von einer Zitronenhälfte die Schale abreiben (mit einem Sparschäler).

2 Alle Zutaten in den Mixer geben, 100 ml Wasser hinzugießen und alles pürieren.

Extrem kalorienarm

AVOCADO-BANANEN-SMOOTHIE

½ reife Avocado | 1 Banane | 1 Orange

1 Die Avocado entkernen. Das Fruchtfleisch aus der Schale löffeln und in den Mixer geben. Die Banane schälen, halbieren und zugeben.

2 Die Orange heiß waschen, halbieren, entkernen und auspressen. Danach den Saft mit 100 ml Wasser in den Mixer geben.

3 Alles bei höchster Stufe cremig mixen. Bei Bedarf und nach Geschmack mehr Wasser hinzufügen.

PINK SMOOTHIE

1 Granatapfel | 1 Pink Grapefruit |
1 Birne

1 Den Granatapfel rundherum mit einem scharfen Messer einritzen und die Hälfte am besten über einer Schüssel auseinanderbrechen. Eine Granatapfelhälfte mit den Kernen nach unten über eine Schüssel halten und mit einem Kochlöffel vorsichtig auf die Schale schlagen, damit sich die Kerne lösen und in die Schüssel fallen. Die Kerne der anderen Granatapfelhälfte ebenso herauslösen. Weiße Trennhäute auslesen, sie schmecken bitter. Kerne in den Mixer geben, dabei ein paar davon für die Garnitur beiseite stellen.

Fruchtig-frisches Frühstück

2 Die Grapefruit gründlich schälen und filetieren. Die Grapefruitfilets ebenfalls in den Mixer geben.

3 Die Birne waschen, halbieren, entstielen, vom Kerngehäuse befreien und mit den Granatapfelkernen und den Grapefruitfilets in etwa 3 Minuten pürieren. Dabei nach und nach so viel Wasser zugeben, bis eine cremige Konsistenz erreicht wird. In Gläser füllen und mit Granatapfelkernen garnieren.

oben: Avocado-Bananen-Smoothie
unten: Tomaten-Chili-Smoothie

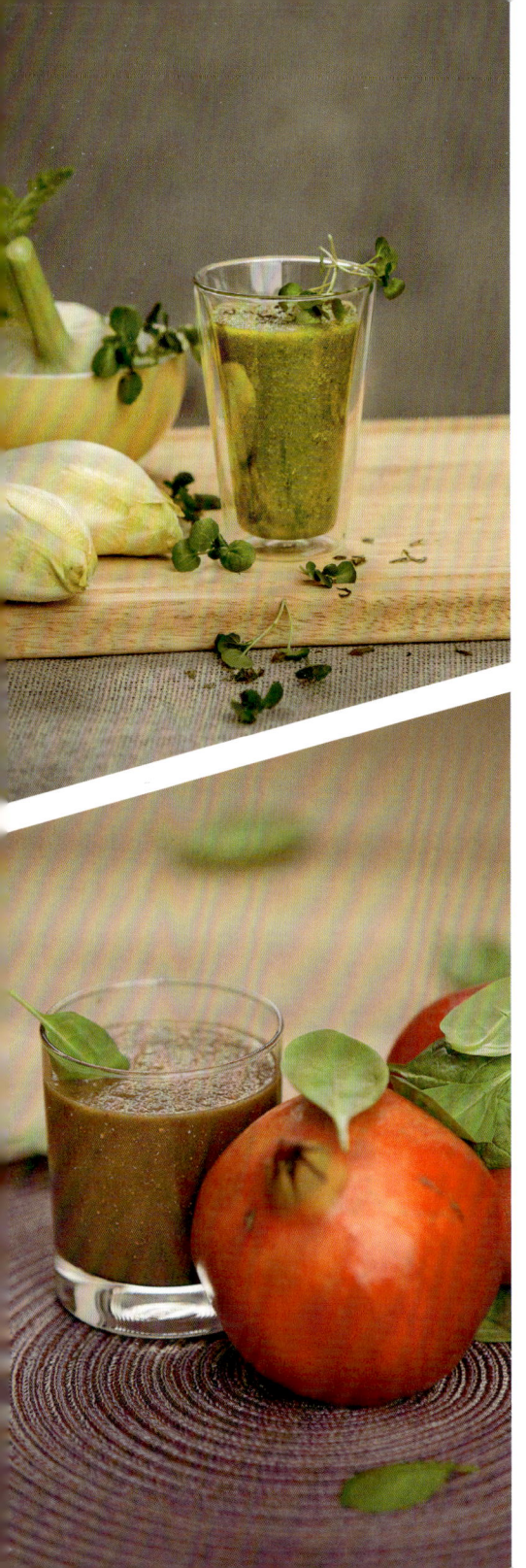

PAPAYA-FENCHEL-SMOOTHIE

½ Apfel | ¼ Papaya | ¼ Orange |
¼ Fenchelknolle mit Grün | ½ Chi-
corée | 50 g Blattspinat | 1 EL Brun-
nenkresse | ½ TL Nori-Flocken (Bio-
Laden)

1 Den Apfel waschen, achteln und
entkernen. Die Papaya mit einem
Löffel entkernen, schälen und in Stücke schneiden. Die Orange gründlich
schälen und zerkleinern. Alle Früchte
in den Mixer füllen.

2 Den Fenchel waschen, putzen,
vom Strunk befreien und in Stücke
schneiden. Den Chicorée waschen
und zerkleinern. Den Spinat gründlich waschen, abtropfen lassen und
verlesen. Die Brunnenkresse abspülen und mit dem übrigen Gemüse
und den Nori-Flocken zum Obst in
den Mixer füllen.

3 150 ml Wasser hinzufügen. Den
Mixer auf kleinster Stufe starten und
dann alles auf höchster Stufe cremig pürieren. Nach Belieben etwas
Wasser hinzugeben. Zum Servieren
nach Belieben mit
Nori-Flocken be-
streuen.

*Extra Power
durch
Nori-Algen*

oben: Papaya-Fenchel-Smoothie
unten: Granatapfel-Spinat-Smoothie

GRANATAPFEL-SPINAT-SMOOTHIE

1 Granatapfel | 1 Möhre | 1 Apfel |
200 g Blattspinat | 2 EL Rosinen oder
anderes Süßungsmittel

1 Den Granatapfel mit einem Messer
halbieren, in Stücke brechen und die
Kerne herauslösen. Trennhäute möglichst entfernen. Die Möhre waschen
und klein schneiden. Den Apfel waschen, vierteln, entkernen und klein
schneiden. Den Spinat abspülen und
klein schneiden.

2 Alle Zutaten mit 200 ml Wasser
im Mixer pürieren. Auf kleiner Stufe
beginnen und auf der höchsten fer-
tigpürieren.

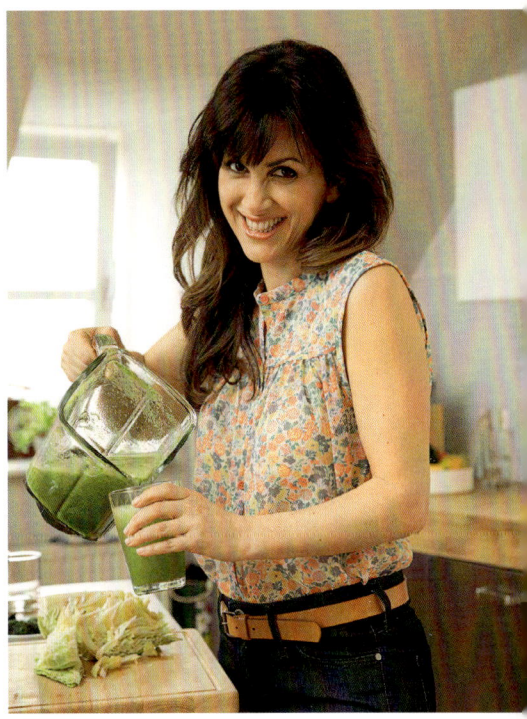

BROKKOLI-INGWER-SMOOTHIE

200 g Brokkoli | 1 mittelgroße Zuc-
chini | 2 Wirsingblätter (oder Grün-
kohl) | 1 Handvoll Spinat | 1 grüner
Apfel | 1 Stück Ingwer (1 cm) | Saft
von ½ Zitrone | 1 TL Agavensirup

1 Brokkoli und Zucchini waschen
und klein schneiden. Die Kohlblätter
und den Spinat eben-
falls waschen, trocken
schleudern und klein
schneiden. Den Apfel
waschen, vierteln, ent-
kernen und in kleine Stücke schneiden. Den Ingwer schälen (bei Bio-
Ware nicht nötig).

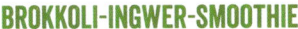

*Power-Paket
vor dem
Training*

2 Alle Zutaten mit 200 ml Wasser in
den Mixer geben und pürieren. Bei
Bedarf etwas Wasser hinzufügen.

MEDITERRANER AVOCADO-LÖWENZAHN-SMOOTHIE

2 reife Tomaten | 1 Stange Staudensellerie mit Grün | 1 große Knoblauchzehe | ¼ reife Avocado | Salz | 1 Handvoll Löwenzahnblätter | 3 Blätter Spitzwegerich | 5 Stängel Thymian | 2 Stängel Oregano

Für die Deko:

2 Tomatenscheiben | 2 Oreganostängel

1 Die Tomaten waschen und in Scheiben schneiden. Den Staudensellerie waschen und klein schneiden. Den Knoblauch abziehen. Die Avocado schälen. Alles zusammen mit 1 Prise Salz in den Mixer geben.

2 Löwenzahn und Spitzwegerich abspülen und grob schneiden. Thymian und Oregano abspülen und abzupfen. Alle Zutaten in den Mixer geben.

3 270 ml Wasser zufügen. Kurz auf kleiner Stufe starten, dann auf höchster Stufe cremig pürieren. Nach Belieben etwas Wasser oder Salz dazugeben, erneut kurz mixen und in 2 Gläser füllen. Mit je 1 Tomatenscheibe und 1 Oreganozweig garnieren.

Schmeckt auch als kalte Suppe

APFEL-SPINAT-SMOOTHIE MIT ZITRONE

50 g Sultaninen | 1 großer, säuerlicher Apfel | 1 reife Banane | ¼ Zitrone | 125 g Erdbeeren (auch TK) | 3 große Kohlrabiblätter | 1 Handvoll Spinat | 10 Gänseblümchen | Zitronensaft (nach Belieben)

1 Die Sultaninen 2 Stunden in 100 ml Wasser einweichen.

2 Den Apfel waschen, entstielen und achteln. Die Banane schälen und in Stücke schneiden. Das Zitronenviertel schälen und mit Erdbeeren, Sultaninen sowie dem Einweichwasser in den Mixer füllen.

3 Die Kohlrabiblätter und den Spinat abspülen, verlesen und auch in den Mixer geben. Ein paar Blättchen für die Garnitur beiseitelegen. Die Gänseblümchen und 300 ml Wasser zufügen.

Mit Wildkräutern

Den Mixer auf kleiner Stufe starten, dann alles auf höchster Stufe cremig pürieren. Nach Belieben etwas Wasser oder Zitronensaft dazugeben und erneut kurz mixen. Mit Spinatblättchen dekorieren und servieren.

PORTULAK-PETERSILIEN-SMOOTHIE

1 Stange Staudensellerie mit Grün |
½ Salatgurke | ⅛ Zitrone | 4 Blät-
ter Kopfsalat | ½ Handvoll Portulak |
3 Rote-Bete-Blätter | ¼ Bund Peter-
silie | ½ cm Ingwer | Zitronensaft
(nach Belieben)

1 Den Staudensellerie und die Gurke
waschen und klein schneiden. Das
Zitronenachtel schälen.

2 Den Kopfsalat sowie den Portulak
verlesen, waschen und abtropfen
lassen. Die Rote-Bete-Blätter und
die Petersilie ebenfalls waschen und
klein schneiden. Alle Zutaten in den
Mixer geben.

3 200 ml Wasser zufügen. Kurz auf
kleiner Stufe starten, dann alles auf
höchster Stufe cremig pürieren. Nach
Belieben etwas Wasser oder Zitronensaft dazugeben
und erneut mixen.

Ideal vor dem Training

oben: Mediterraner
Avocado-Löwenzahn-Smoothie
unten: Portulak-Petersilien-Smoothie

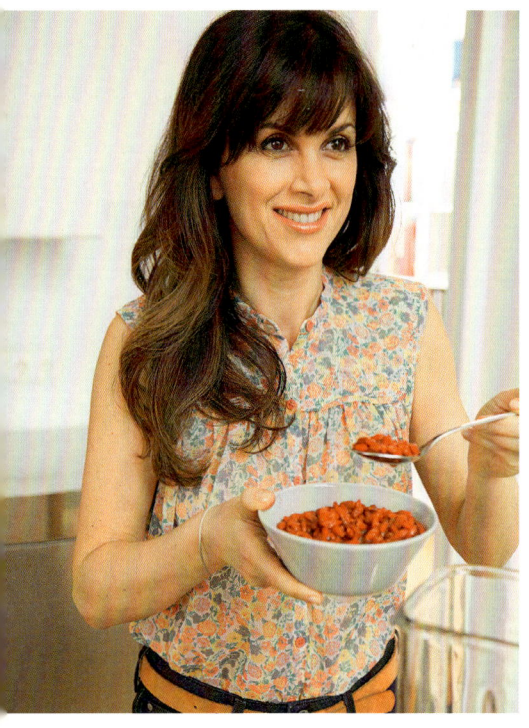

FELDSALAT-GOJI-SMOOTHIE

½ Ananas | 1 Bio-Orange | 1 Hand-
voll Feldsalat | 2 EL Goji-Beeren

1 Ananas schälen, den Strunk herausschneiden und in Stücke schneiden.
Orange gründlich schälen und zerteilen. Feldsalat
waschen und tro-
cken schleudern. *Gut vor dem Training*

2 Alle Zutaten in den Mixer geben
und etwa 150 ml Wasser hinzugießen.
Auf niedriger Stufe beginnen und anschließend auf Höchststufe pürieren,
bis der Smoothie cremig ist.

MÖHREN-DATTEL-SMOOTHIE

2 Orangen | ½ Apfel | 1 Banane |
1 Möhre | 1 cm Ingwer | 3 Datteln |
2 EL Goji-Beeren | 1–2 EL gemah-
lener Leinsamen | Saft von 1 Bio-
Limette | 50 ml Sanddornsaft

1 Die Orangen gründlich schälen
und zerteilen. Den Apfel waschen,
vierteln, entkernen und klein schneiden. Die Banane schälen und vierteln. Die Möhre schälen und zerkleinern. Den Ingwer schälen (nur wenn
er nicht bio ist). Die Datteln längs
halbieren und entkernen.

2 Alles in den Mixer geben. Goji-
Beeren und Leinsamen hinzufügen.
Limetten- und Sanddornsaft mit etwa
100 ml Wasser dazu-
geben und alles cre-
mig pürieren.

Für das Frühstück oder vor dem Training

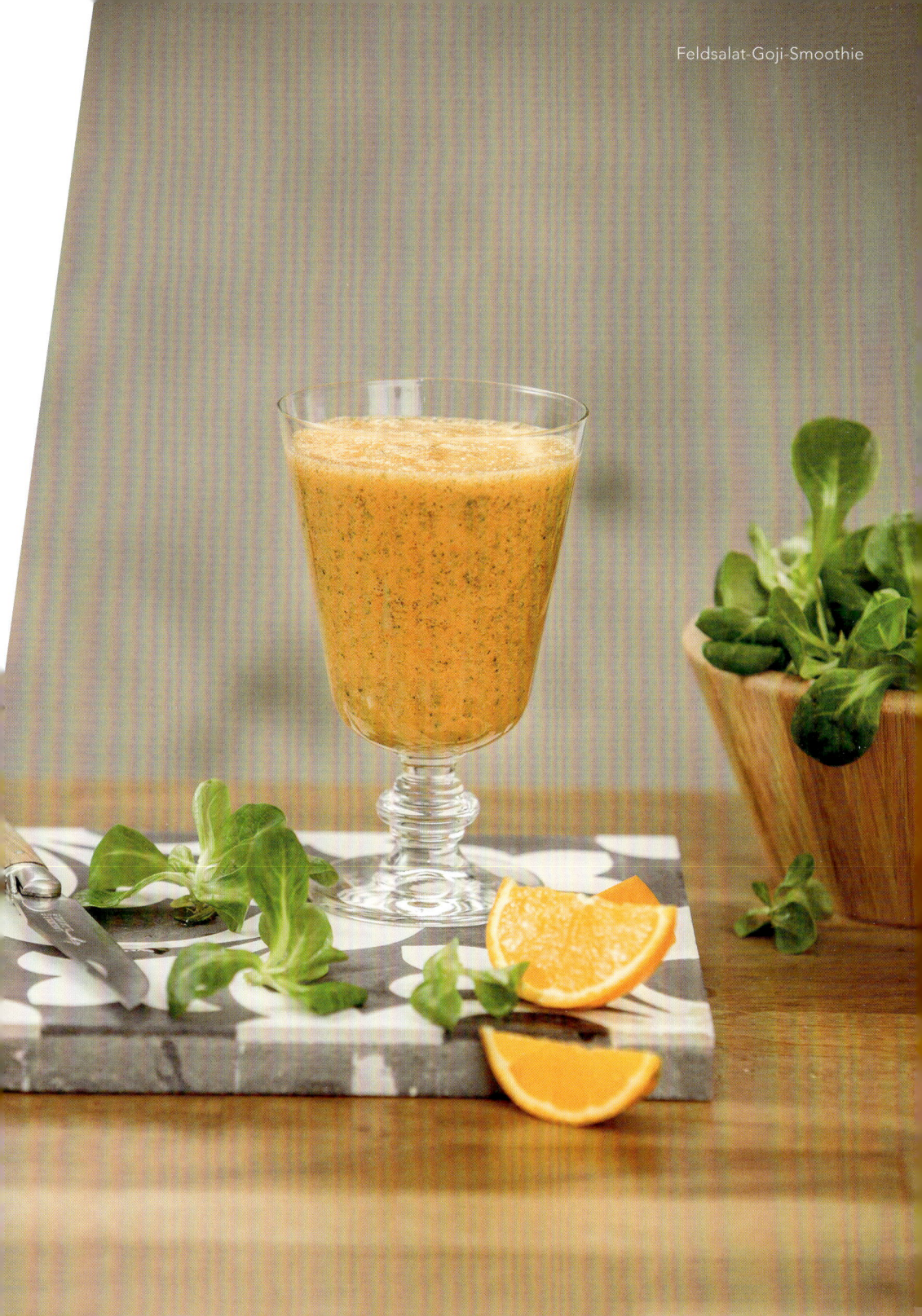

POWERFOODS

Es gibt Nahrungsmittel, die (noch) mehr können als Obst, Gemüse und hochwertige Eiweißprodukte. Mixen Sie sie einfach unter Ihre Lieblings-Power-Smoothies.

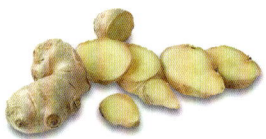

INGWER

Die knollige Wurzel ist eines der gesündesten Lebensmittel der Welt. Der darin wirksame Stoff Gingerol lindert Infekte, hilft bei Verdauungsproblemen und Magenschmerzen, aber auch bei Erschöpfung. Die regelmäßige Einnahme von Ingwer kann auch Muskelschmerzen deutlich reduzieren. Wer zwei Stunden vor einer Trainingsbelastung Ingwer zu sich nimmt, ist angeblich länger belastbar. Tipp: Frisch geschnittenen Ingwer zum Smoothie geben oder das Trinkwasser damit aromatisieren. Gerieben passt er in Currys und Suppen, zu Hühnchen, Lamm und Fisch.

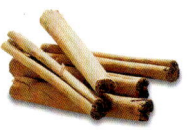

ZIMT

Mehrere Hundert darin enthaltene Substanzen stärken die Gesundheit. Besonders das Polyphenol MHCP (Methylhydroxy-Chalcone-Polymer) ist bedeutsam, da es positiv auf den Insulin- und Blutzuckerstoffwechsel wirkt. Außerdem verbessert Zimt die Blutfettwerte und senkt den Blutdruck. Nach Belieben ¼ TL zu den Smoothies hinzufügen.

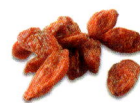

GOJI-BEEREN

Die roten Wunderfrüchte sind reich an bioaktiven Pflanzenschutzstoffen, die positiv auf die körpereigene Abwehr wirken. Außerdem enthalten sie alle essenziellen Eiweißbausteine (Aminosäuren), die der Körper nicht selbst herstellen kann, viel Vitamin A (schützt die Augengesundheit!) und

C sowie Vitamine der B-Gruppe, die wichtig für die Blutbildung und das Nervensystem sind. Ebenfalls beachtlich ist der Eisengehalt. 50 Gramm pro Tag decken den gesamten Eisenbedarf eines Erwachsenen. Für Sportler ist die tolle Beere ein echtes Superfood, da sie durch bestimmte Zucker (Polysaccharide) die Belastbarkeit der Muskulatur fördert.

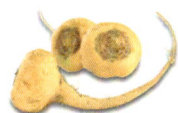

MACA

In den Andenregionen ein bewährtes Heilmittel. Die Inhaltsstoffe der gesunden Knolle wirken positiv auf die Darmgesundheit, verbessern die Leistungsfähigkeit des Gehirns, machen stressresistenter. Pro Tag ist ½ Teelöffel empfehlenswert.

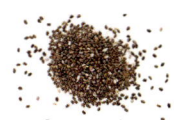

CHIA-SAMEN

Mit ihrem beachtlichen Gehalt an Antioxidanzien (bioaktiven Pflanzenstoffen), Kalzium, Kalium, Eisen und gesunden Fettsäuren gehören sie mit zu den Powerfoods. Sie enthalten doppelt so viel hochwertiges pflanzliches Eiweiß wie andere Getreide und verlangsamen den Umbau von Kohlenhydraten zu Glukose. Man bleibt so einerseits länger satt und hat beim Sport länger Ausdauer.

Nach Belieben 1 TL als Tagesbedarf zu Ihrem Lieblings-Smoothie geben.

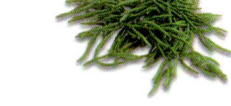

ALGEN

Sie sind äußerst vitamin- und mineralstoffreich und eine ideale Nahrungsergänzung aus dem Meer. Nachgewiesen ist ihre blutreinigende Wirkung, da sie Schwermetalle im Körper zu harmlosen Salzen binden und ausleiten können. Sie wirken stark basisch und helfen beim Entsäuern. Zudem enthalten sie teilweise reichlich immunschützendes Chlorophyll und zellschützende Antioxidanzien. Der hohe Jodgehalt wirkt positiv auf die Schilddrüsenfunktionen und damit auf den Stoffwechsel.

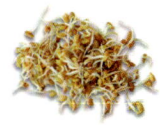

SPROSSEN

Die jungen Pflanzen aus gekeimten Getreide-, Gemüse-, Hülsenfruchtsamen oder Nüssen enthalten 10- bis 30-mal so viel leicht verdauliche Nährstoffe wie Gemüse. Allein durch das Einweichen in Wasser erhöht sich der Nährstoffgehalt um das 8-fache. Besonders empfehlenswert sind Weizengras, grüne Erbsen, Bockshornklee, Sonnenblumenkerne mit Schale und Buchweizen. Alle Sprossen wirken stark basisch.

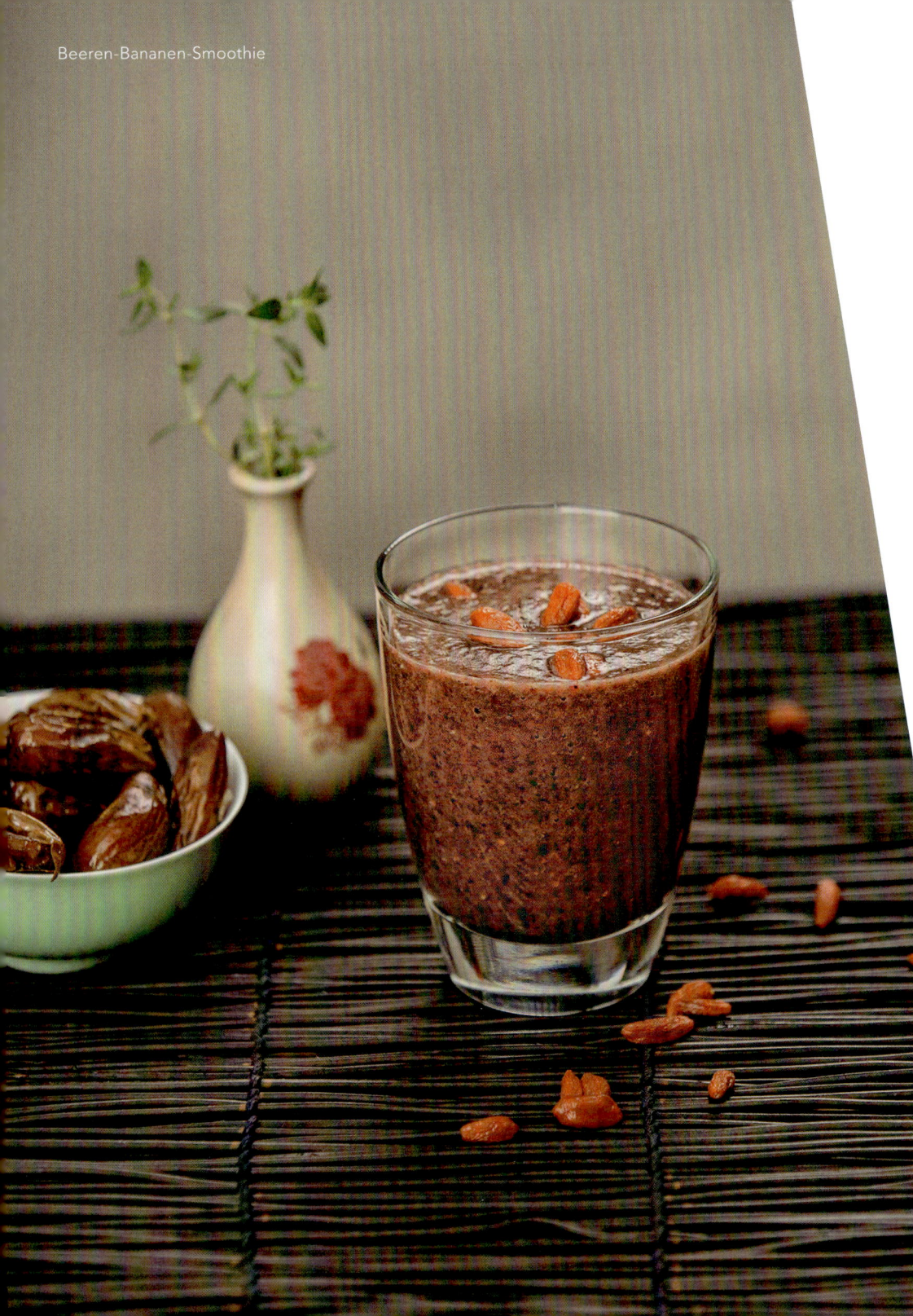

BEEREN-BANANEN-SMOOTHIE

6 Goji-Beeren | 1½ reife Bananen | 1 Orange | 90 g Heidelbeeren (auch TK) | 4 Datteln | 2 Blätter Wirsing | 1 Handvoll Blattspinat (auch TK) | Für die Deko: 1 Handvoll Goji-Beeren

1 Die Goji-Beeren 2 Stunden lang in 60 ml Wasser einweichen.

2 Die Bananen schälen und klein schneiden. Die Orange auspressen und mit den Heidelbeeren und den Bananenstücken in den Mixer füllen. Die Datteln entkernen und mit den Goji-Beeren und dem Einweichwasser in den Mixer geben.

3 Den Wirsing waschen und klein schneiden. Spinat waschen und beides in den Mixer geben.

4 200 ml Wasser hinzufügen. Den Mixer auf kleiner Stufe starten, dann alles auf höchster Stufe cremig pürieren. Nach Belieben etwas Wasser hinzugeben und erneut kurz mixen. Mit Goji-Beeren garniert servieren.

Gut vor dem Training

MANDELMILCH-MINZ-SMOOTHIE

100 g Spinat (TK) | 1 Banane (möglichst in Stücken tiefgefroren) | 3 Stängel Minze | 2 Äpfel | 1 Vanilleschote | 2 EL Kakao oder Carobpulver | 200 ml Mandelmilch

1 Den TK-Spinat zerstoßen. Die Banane schälen und vierteln oder die tiefgefrorenen Stücke in den Mixer geben. Die Minze waschen. Die Äpfel waschen, vierteln, entkernen und in Stücke schneiden.

2 Die Vanilleschote mit einem Messer längs halbieren und das Mark mit dem Messerrücken herauskratzen.

3 Alle Zutaten im Mixer cremig pürieren.

Mit Power-food Kakao

SPINAT-MACA-SMOOTHIE

250 g Pflaumen | 1 Handvoll Spinat | 1 Banane | 2 entkernte Datteln | 1 TL Maca-Pulver

1 Die Pflaumen waschen, halbieren und entsteinen. Den Spinat waschen, abtropfen lassen und klein schneiden. Die Banane schälen und vierteln.

2 Alle Zutaten in den Mixer geben, 150 ml Wasser hinzugießen und alles erst langsam, dann auf Höchststufe cremig pürieren.

Für zwischendurch

APRIKOSEN-JOHANNISBEER-SMOOTHIE

10 reife, süße Aprikosen | 140 g Schwarze Johannisbeeren | 10 Eiswürfel | 300 ml Apfelsaft | 2–4 EL Agavensirup (nach Belieben)

1 Die Aprikosen waschen, halbieren, entsteinen und die Hälften in grobe Stücke schneiden. Die Johannisbeeren waschen, mit einer Gabel von den Rispen streifen und verlesen.

2 Die Eiswürfel crushen. Aprikosen, Johannisbeeren und Apfelsaft in den Mixer geben und alles auf höchster Stufe fein pürieren. Nach Belieben mit Agavensirup süßen, das Eis zugeben und alles nochmals durchmixen.

ANANAS-MANGO-SMOOTHIE

400 ml Kokoswasser (Dose) | 560 g Ananas | 300 g Mango | 10 Kumquats | 2 EL Limettensaft | 2 EL Kokosraspel

1 300 ml Kokoswasser abmessen, in einen Eiswürfelbehälter geben und im Gefrierfach durchfrieren lassen, den Rest kaltstellen.

2 Die Ananas gründlich schälen, den Strunk entfernen und das Fruchtfleisch kleinschneiden. Mango schälen und das Fruchtfleisch vom Kern abschneiden. Kumquats heiß waschen, abtrocknen, längs vierteln und die Kerne herausdrücken. Die Früchte mit Schale sehr klein schneiden und den Saft auffangen.

3 Den Rand eines Glases mit Limettensaft benetzen und in den Kokosraspeln wenden (den übrigen Limettensaft aufbewahren).

4 Die TK-Kokoswasserwürfel crushen.

5 Kumquats mit Saft, dem restlichen Limettensaft, Mango und Ananas in den Mixer geben. 100 ml kaltes Kokoswasser zugeben. Alles auf höchster Stufe fein pürieren. Kokoseis zugeben und nochmals pürieren.

KIRSCH-ERDBEER-SMOOTHIE

240 g dunkle Süß- oder Sauer-
kirschen | 100 g Erdbeeren | 200 g
Himbeeren | 2 Orangen | 250 ml Man-
delmilch (Bioladen) | 4–6 EL Aga-
vensirup (nach Belieben)

1 Die Kirschen waschen und entsteinen. Erdbeeren waschen und
putzen. Die Himbeeren vorsichtig
auf einem Sieb abspülen und verlesen. Alle Früchte abtropfen lassen,
in einen Gefrierbeutel geben und in
2 Stunden durchfrieren lassen.

2 Die Orangen heiß abspülen und
halbieren. Den Saft auspressen und
mit der Mandelmilch in den Mixer
geben. Die TK-Beeren und Kirschen
zugeben und alles auf höchster Stufe
pürieren. Nach Belieben mit Agavensirup süßen und zu einem cre-
migen Smoo-
thie mixen. Kühl
servieren.

Schmeckt auch Kindern

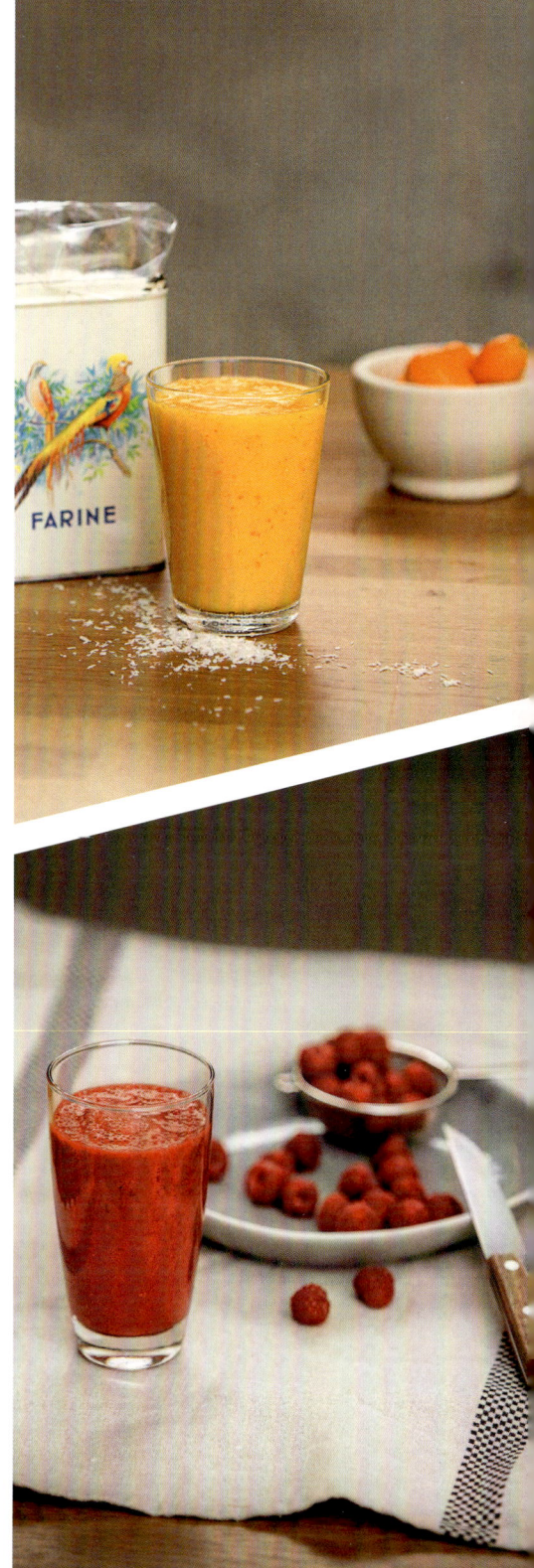

oben: Ananas-Mango-Smoothie
unten: Kirsch-Erdbeer-Smoothie

ALLTAGSBALANCE

Gesund und gut essen und sich mit Spaß bewegen, diese beiden wichtigen Aspekte des Lebens geben einem Tag schon gut Struktur und Erfüllung. Doch gibt es noch einen dritten Faktor, der im heutigen normalerweise leider hochbeschleunigten Alltag eine wichtige Rolle in Sachen Lebensqualität spielt. Früher hieß das ganz altmodisch »Freizeit«, heute findet man dazu eine ganze Reihe von Wortkonstruktionen, in denen der Begriff »Balance« vorkommt. Denn es geht darum, das Leben im Gleichgewicht zu halten, zwischen Berufsalltag und Familie, zwischen Belastung und Entlastung. Auch dieses Gleichgewicht ist ein wesentlicher Faktor, um gesund und fit zu bleiben.

Stress – damit ist meistens negativer Stress gemeint – ist kurz gesagt eine Überlastungsreaktion, die mit überhöhten Spiegeln von Stresshormonen einhergeht. Das Problem mit den überhöhten Stresshormonspiegeln ist nur, dass sie sich nicht einfach ins Nichts auflösen. Dazu braucht es im Normalfall Bewegung oder eine gezielte Entspannungseinheit, sprich Pause. Aber in modernen Zeiten sitzen wir zumeist am Computer

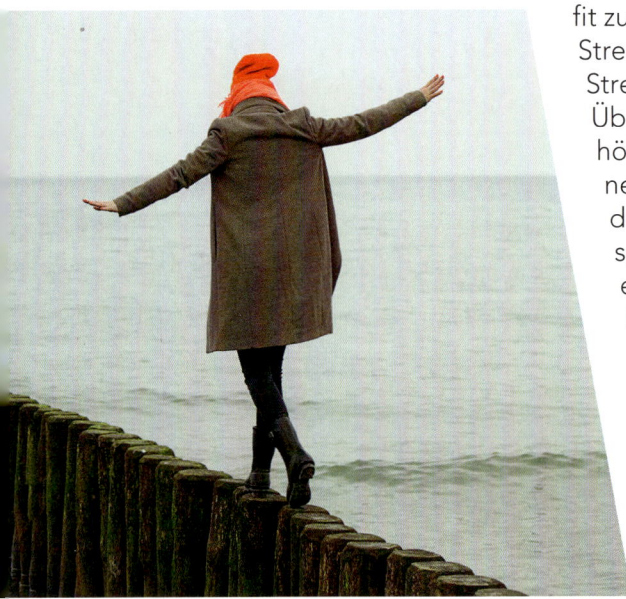

Aktive Auszeiten sind ein Garant für inneres Gleichgewicht.

oder im Auto und halten die Hormon-anflutungen einfach aus. Wird das zum Dauerzustand, erschöpft sich das System. Nicht umsonst wird Stress laut der Weltgesundheitsorganisation (WHO) als einer der Hauptrisikofaktoren für Herz- und Kreislauferkrankungen sowie Stoffwechselerkrankungen betrachtet. Deshalb gilt es, jeden Tag aktiv gegenzusteuern, denn ohne Gesundheit ist alles wirklich nichts.

SO HALTEN SIE BALANCE

Die besten Tipps für kurze und auch längere Pausen, um auch in einem fordernden oder anstrengenden Alltag seine Balance zu behalten:

Atmen Sie durch!

Gerade in Konfliktsituationen oder wenn man sich von seinen Aufgaben überwältigt fühlt, empfiehlt es sich, innerlich und am besten äußerlich einen Schritt beiseite zu treten. Im konkreten Fall: das Zimmer verlassen und drei Minuten tief und in seinem eigenen Rhythmus ein- und aus-atmen. Konzentrieren Sie sich dabei nur auf Ihren Atem. Hört sich simpel an, ist es auch – und hilft.

Machen Sie aktive Pausen!

Wenn Sie zum Typus »Workaholic« gehören, der ohne Pause durch-powert, um seine To-Do-Listen ab-zuarbeiten, dann heißt es ab jetzt: Planen Sie zwei- oder dreimal am Tag Fünf-Minuten-Pausen ein. In denen trinken Sie gemütlich eine Tasse Tee, entspannen sich kurz im Liegen oder gehen die Treppen ein paar Mal rauf

und wieder runter. Je nachdem, wo-nach Ihnen gerade ist. Wenn Sie zuhause sind, gönnen Sie sich eine Einheit konzentriertes Tabata-Trai-ning. Danach sind Sie wieder ganz bei sich – versprochen.

Das Wochenende bleibt frei!

Trennen Sie Arbeit und Freizeit. Selbst unter Top-Managern hat sich herumgesprochen, dass der im Büro verbrachte Sonntag nicht unbedingt leistungsfördernd ist. Nehmen Sie sich Zeit für die Menschen, die Ihnen am Herzen liegen. Dann können Sie unter der Woche auch durchpowern. Planen Sie ein ausgiebigeres Be-wegungsprogramm ein und sorgen Sie vor allem für eines: keinen Frei-zeitstress. Nutzen Sie die Zeit viel-mehr, um sich raus aus dem Trott zu bewegen! Genießen Sie Ihre Familie und/oder die Natur, das beste Anti-stressmedium überhaupt.

Entdecken Sie Ihre Kreativität!

Sie können nicht singen oder malen? Macht nichts, dann können Sie aber vielleicht gut Handwerken, Rosen-züchten, Fotografieren oder Sie lesen gerne. Schaffen Sie sich neue Hob-bys, egal ob Gitarrenunterricht oder Bowling. Bringen Sie die kleinen Zellen in Ihrem Gehirn zum Knistern und sorgen Sie für neue Lernanreize. Das Gehirn ist unendlich lernfähig und wir benutzen nur einen Bruchteil seiner Kapazitäten, wie Hirnforscher wissen. Nehmen Sie die Fitness Ihrer grauen Zellen genauso wichtig wie die Ihres Körpers.

STOP SMOKING!

SCHRITT 1: EINE ENTSCHEIDUNG TREFFEN

Hört sich einfach an, ist es aber nicht. Doch die Finger vom Tabak zu lassen, funktioniert nur, wenn man es wirklich will. Als Erstes also: Entscheidung treffen und ein überschaubares Ziel wählen. Zum Beispiel: »Ich rauche heute den ganzen Tag nicht.«

Am nächsten Tag nehmen Sie sich genau das wieder vor, bis Sie ihre erste Woche herum haben und dann geht es weiter. Nach vier Wochen haben Sie das Schlimmste erfahrungsgemäß hinter sich.

SCHRITT 2: ERSATZHANDLUNGEN FINDEN

Jeder dritte Raucher versucht übrigens mindestens einmal pro Jahr, das teure Laster zu lassen, das den Teint fahl und faltig macht und als einer der Hauptrisikofaktoren für die Entstehung von Krebs gilt. Jeder fünfte schafft es einen Monat lang und nur jeder zwanzigste hält ein ganzes Jahr durch. Trotzdem schaffen es tatsächlich die meisten und freuen sich daran, dass sie wieder besser schmecken, besser riechen und tiefer atmen können. Allerdings sind die ersten zwei bis vier Wochen nicht so einfach, denn es drohen Schmacht-Attacken, das perfekte Akut-Antistressmittel entfällt, man ist schlechter gelaunt als sonst und hat plötzlich mehr Hunger. Außerdem sinkt der Energieverbrauch des Körpers, der vorher durch das Nikotin regelmäßig angekurbelt wurde. Fazit: Mindestens 3 Kilogramm mehr als vorher. Das vor allem schreckt viele vor dem kalten Entzug ab. Dabei muss es gar nicht so weit kommen.

Wenn Sie sich gleich vom ersten Tag statt des Rauchens an eine gesündere Ersatzhandlung gewöhnen, sind Sie auf der sicheren Seite. Versuchen Sie es damit: Steigen Sie Treppen, kauen Sie Kaugummi, machen Sie zehn Kniebeugen oder Liegestütze, joggen Sie auf der Stelle, trinken Sie ein großes Glas Wasser, meditieren Sie drei Minuten lang …

Es gibt unzählige angenehme Möglichkeiten, die Zeit zu füllen und sich abzulenken – und schon haben Sie wieder eine weniger geraucht.

SCHRITT 3: SUCHEN SIE SICH EINE METHODE ODER HILFE

Sie können sich durch Akupunktur oder Hypnose helfen lassen, die Bücher vom Nichtraucherpapst Alan Carr lesen, sie können Nikotinpflaster verwenden (die verlängern die Abhängigkeit, aber für Ex-Kettenraucher sind sie oft eine große Hilfe), Nikotininhalatoren oder auch -kaugummis. Die meisten Krankenkassen unterstützen auch Nichtraucher-Kurse.

SCHRITT 4: KOMMEN SIE IN BEWEGUNG

Es ist nie zu spät, mit dem Rauchen aufzuhören und stattdessen mit dem Sport zu beginnen. Den Profit bekommen Sie dafür im Doppelpack. Denn beide Maßnahmen verlängern das Leben gleichermaßen. Versuchen Sie, an jedem rauchfreien Tag der Woche mindestens eine halbe Stunde lang in Bewegung zu sein und Sport zu machen. Wenn Sie gleichzeitig Ihre Ernährung im Blick behalten, sollte sich eine Gewichtszunahme gar nicht erst einstellen, da Sie Ihren Stoffwechsel auf gesunde Art und Weise auf Trab halten. Außerdem hilft jede Art von Bewegung, die Lust auf eine Zigarette zu unterdrücken. Sollten Sie trotzdem einmal rückfällig werden und eine rauchen, gehen Sie es am nächsten Tag wieder an. Sie schaffen das!

SCHRITT 5: BELOHNEN SIE SICH!

Feiern Sie jedes Etappenziel mit einem Lieblingsfilm, einem schönen Kleidungsstück oder einem kleinen Wunsch, den Sie sich noch nicht erfüllt haben. Das Geld dazu haben Sie sich ja gespart! Mit Essen sollten Sie sich möglichst nicht belohnen und genauso wenig mit Alkohol. Letzterer schwächt nicht nur die Willenskraft, sondern hat reichlich Kalorien. Außerdem macht es wenig Sinn, das eine Übel durch das andere einzutauschen …

SCHLAFEN SIE GUT!

Ein Drittel unserer Lebenszeit verschlafen wir und das ist auch gut so, denn in dieser Phase reorganisiert sich das Gehirn, der Körper regeneriert, Muskeln wachsen in der Trainingspause und Sie verbrennen Fett (sofern Sie abends nicht zu üppig gegessen haben). Das alles aber nur, wenn Sie gut und lange schlafen. Das Problem: Für die meisten von uns ist guter Schlaf der reine Luxus. Die Gründe dafür gehen laut Erkenntnissen von Schlafforschern alle auf das Konto unseres Lebensstils. Zu wenig Bewegung, zu wenige Entspannungseinheiten und ungünstige Ernährungsgewohnheiten behindern die wichtige Regenerationsphase in der Nacht. Dazu kommen natürlich auch äußere Faktoren wie Stress und Zeitdruck. Dabei hat ein gesunder Schlaf unschlagbare Vorteile:

- Ist der Stoffwechsel richtig getaktet, bleibt man eher schlank. Dabei spielt ausreichender Schlaf von etwa sieben Stunden pro Nacht eine wichtige Rolle. Je nach Schlaftyp – die Schlafmedizin unterscheidet hier zwischen Lang- und Kurzschläfern – sind das durchschnittlich eine Stunde weniger oder mehr.
- Wer genug schläft, lebt gesünder, greift nicht so schnell zu »Wachmachern« wie Zigaretten, Kaffee und Alkohol.
- Herz und Kreislauf bleiben bei einem ausgeglichenen Wach- und Schlafrhythmus nachweislich fitter, die Stresshormone unter Kontrolle.
- Das Immunsystem wird gestärkt, weil im Schlaf dafür wichtige Hormone ausgeschüttet werden.
- Sie halten Ihr Gehirn fit, denn nur im Schlaf verankern sich Lernerfahrungen, wie das Erlernen einer Sportart oder eines Instruments.

Mit den folgenden Tipps kommen Sie gut zur Ruhe und halten Körper, Geist und Seele fit.

- Schaffen Sie sich einen regelmäßigen Tagesrhythmus und legen Sie entsprechend Ihre Termine (auch für das Training!). Wer »regelmäßig« lebt, bringt das Steuerungszentrum für den Wach- und Schlaf-Rhythmus, die innere Uhr, wieder in Takt.

- Wenn Sie nachmittags in ein Leistungstief fallen, gönnen Sie sich ein kurzes Schläfchen. Das sollte aber nicht länger als zehn Minuten dauern (Wecker stellen!), sonst bringt es Ihren Rhythmus durcheinander.
- Ernähren Sie sich »schlafgesund«, sodass Sie zu jeder Tageszeit mit den passenden Nährstoffen versorgt sind. Morgens vitalstoffreich für einen guten Start, mittags nährstoffreich, abends eiweißreich (für das Muskelwachstum, Regenerationsprozesse und eine beschleunigte Fettverbrennung über Nacht).
- Sorgen Sie für ausreichend Bewegung. Durch seine entspannende Wirkung schafft Sport das Gegenwicht zum Alltagsstress. Durch regelmäßiges Training verbessert sich überdies Ihre Regenerationsfähigkeit und damit auch die Qualität Ihres Stressmanagements. Wer sich täglich bewegt, ist außerdem grundsätzlich gelassener und stressresistenter. Er kommt abends auch leichter zur Ruhe und kann besser abschalten.
- Essen Sie nicht zu spät. Halten Sie auf jeden Fall zwischen dem Ende Ihrer Mahlzeit und dem Zubettgehen einen Abstand von drei Stunden. Gehen Sie aber auch nicht hungrig zu Bett. Das hält wach.
- Ein ruhiger Tagesausklang wirkt Wunder. Das heißt aber auch, Fernseher und Computer aus, dafür ruhige Musik, ein gutes Gespräch oder eine ebensolche Lektüre.
- Sorgen Sie für eine gute Schlafhygiene: Ihr Schlafzimmer sollte der ruhigste Raum in Ihrer Wohnung/Ihrem Haus sein. Fernseher und Computer haben hier nichts zu suchen und sind für Wohnräume und Büro reserviert. Ein gutes Bett mit ebensolcher Matratze, Textilien aus natürlichen Materialien und gegebenenfalls ausreichend Platz für zwei Schläfer in einer angenehmen Umgebung ergeben die ideale Ruheinsel.

In entspannter Atmosphäre
schläft's sich besser.

SACHREGISTER

ÜBUNGSREGISTER

REZEPTREGISTER

IMPRESSUM

© 2014 GRÄFE UND UNZER VERLAG GmbH, München

Alle Rechte vorbehalten. Nachdruck, auch auszugsweise, sowie Verbreitung durch Bild, Funk, Fernsehen und Internet, durch fotomechanische Wiedergabe, Tonträger und Datenverarbeitungssysteme jeder Art nur mit schriftlicher Genehmigung des Verlages.

Projektleitung: Anne-Sophie Zähringer
Lektorat: Ulrike Schöber, Dortmund
Korrektorat: Ulrike Wagner, Regensburg
Satz: Nadine Thiel, kreativsatz, Baldham
Umschlaggestaltung und Innenlayout: Martina Baldauf, herzblut02 GmbH
Herstellung: Markus Plötz
Reproduktion: Repro Ludwig, Zell am See
Druck und Bindung: Firmengruppe APPL, Wemding
Printed in Germany

Fotografie: Stefanos Notopoulos represented by www.avenger-photographers.com
Trainingsprogramme und Übungen: Tanja Krodel, www.studio12-munich.com
Styling und Requisite: www.corenpollok.com
Haare und Make-up: Gaby Pachmayr beautywork
Foodstyling: Sven Dittmann

Weiterer Bildnachweis: Saskia Nathalie Betz S. 26; *Corbis:* Tammy Hanratty S. 30, Simon Jarratt S. 45; Dorothee Gödert S. 144 (Zimt); *mauritius images:* Alamy S. 24, imageBROKER/pmd S. 128, Firstlight S. 144 (Ingwer), imageBROKER/Paul Williams – Funkystock S. 144 (Goji); *PEOPLE PICTURE:* S. 10, 13, 16, 21; *plainpicture:* Pictorium S. 41, Westend61 S. 116, mia takahara S. 150, Mira S. 155; Stefan Rabold S. 22; *shutterstock:* lightpoet S. 33, CLIPAREA/Custom media S. 34, KieferPix S. 122, Ildi Papp S. 145 (Maca), Madlen S. 145 (Chia), Andrey Eremin S. 153; *StockFood:* Maximilian Stock Ltd S. 119, Brigitte Krauth S. 145 (Algen), Eising Studio – Food Photo & Video S. 145 (Sprossen); *WIR SIND DIE NEUEN*, X Verleih AG S. 9

Dank: Ein besonderer Dank geht an die Firma Magimix für die Bereitstellung des Magimix Blenders Chrom matt in diesem Buch.
www.magimix.com/de/
Magimix Deutschland über B&F Marketing, Böcklinstraße 11, 40235 Düsseldorf, wolff@bfmarketing.de

Wichtiger Hinweis: Sämtliche Inhalte dieses Buches wurden nach bestem Wissen recherchiert und sorgfältig geprüft. Sie bieten jedoch keinen Ersatz für eine individuelle medizinische Beratung. Jede Leserin, jeder Leser ist für das eigene Tun und Lassen auch weiterhin selbst verantwortlich. Weder der Verlag noch die Autoren haften für eventuelle Nachteile oder Schäden, die in einem direkten oder indirekten Zusammenhang mit den Informationen stehen, die in diesem Buch enthalten sind.

1. Auflage 2014
ISBN 978-3-8338-4174-3
www.graefeundunzer-verlag.de

www.facebook.com/gu.verlag

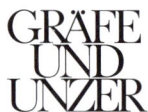

GRÄFE UND UNZER

Ein Unternehmen der
GANSKE VERLAGSGRUPPE